來一客古代巨象！

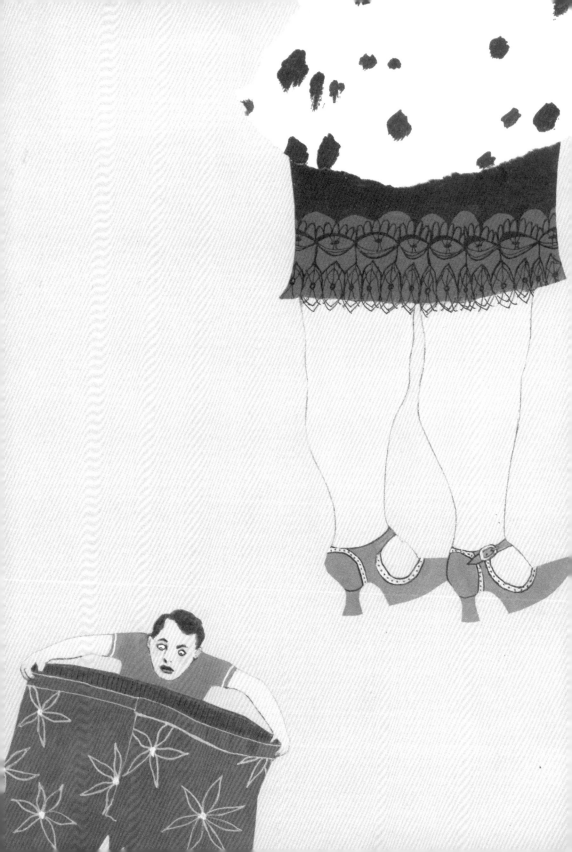

尼柯萊・沃爾姆

來一客古代巨象！

回歸原始
遠離未知症候群的威脅

斯特芬妮・哈葉斯　插圖

曹海葉　譯

北醫營養師李青蓉　審訂

台中榮總教學研究部主任醫師許惠恆　推薦

高談文化

目錄

第二部　預防及治療

第三部分　和基因攜手共進

序

台大醫院張天鈞教授推薦我來為此書寫序,我有些訝異,大概他認為此書內容與我過去做的一些研究有點關係。回想一九八七至一九八九年間,我在美國史丹福大學臨床研究中心,追隨本書中一再提到的「代謝症候群」(metabolic syndrome)(又稱「未知症候群」, Syndrome X)之父傑羅德李文(Gerald M. Reaven)教授,從事有關代謝症候群的研究工作。代謝症候群是指高血壓、血脂異常(三酸甘油酯過高、高密度脂蛋白膽固醇過低)、肥胖(腹圍過大)、胰島素阻抗性及醣類代謝異常(血糖升高),在某些病患容易出現部份或上述所有症狀。有此症候群的人,將來得到心臟血管疾病的機率就大大增加,而這些症狀的真正致病原因,就是胰島素功能無法發揮作用,或稱為「胰島素阻抗性」(insulin resistance)。

李文教授雖然不是第一位發現代謝症候群的學者,但他有獨特的眼光,看出此疾病不僅僅出現在糖尿病患身上,在許多慢性疾病,例如高血壓、心臟病、糖份代謝異常(血糖比正常人高但尚未到糖尿病程度)等也都有此症候,所以要找出這些病患,早期給予治療。因為李文教授的傑出貢獻,一九八八年美國糖尿病學會(American Diabetes Association)頒給他象徵最高學術成就的班丁獎(Banting Award),在得獎演講中他稱此症候群為「未知症候群」,因為它還有許多未知且待研究的致病原因。

胰島素是由胰臟分泌出來進入血液循環中,當食物中營養素,主要是碳水化合物經過人體吸收後部份轉變成葡萄糖分子(血糖),就會刺激胰島素分泌,胰島素長期在血液中太多(高胰島素血症),不是好現象,會破壞血管形成粥狀硬化的現象。由此簡單的道理來說,碳水化合物的食物不宜吃太多。問題就來了,食物中有三大營養素,除了碳水化合物之外,就是脂肪及蛋白質,三者之比例到底要如何分配才適當?假設如果我們限制了碳水化合物,而蛋白質又不能吃多(會加重腎臟負擔),難道我們要增加脂肪攝取? 營養專家不是告訴

我們食物中的脂肪會增加體重，而且會增高血中膽固醇濃度嗎？其實這兩派的爭議已十多年，一派以代謝症候群的觀點，主張食物中的碳水化合物不能吃太多，一派以脂肪的看法，主張食物中的脂肪必須限量攝取，雙方都引經據典，也各有學術研究資料佐證。不過，近年來愈來愈多的學者關切「代謝症候群」，依據最近美國全國營養調查資料，二十歲以上的美國成年人近四分之一有此症候群。

本書顯然是與李文教授站在同一論點，作者引述甚多資料，由古代人類基因進化、石器時代的生活方式到現代最新的研究數據，試著說明傳統醫界、營養專家建議的低脂肪飲食處方，並不完全正確，因為低脂肪表示高碳水化合物。事實上，吃了過量的碳水化合物，也很容易轉換成脂肪儲存在體內。所以，規律運動、戒煙、維持理想體重非常重要。作者對食物的建議是可減少碳水化合物的攝取，而且以全穀製品為主，最理想是由水果、蔬菜、豆莢類來得到碳水化合物，蛋白質也可多一些，多吃魚類、豆類、瘦肉、家禽等，脂肪以單元不飽和脂肪為主。

本書中部份翻譯名詞並非本地慣用，讀起來可能需要多些想像。整體而言，本書試著由一個逐漸熱門的疾病「代謝症候群」來探討食物中三大營養素該如何分配，與傳統的飲食建議並不相同，值得有興趣讀者深入研讀。

台中榮民總醫院教學研究部
主任醫師許惠恆

前言

○○○年四月十七日，下午一點半，在法國南部普羅旺斯那家我最常去的咖啡館，露天咖啡座上灑滿陽光，我剛剛享用了一盤胡蘿蔔牛肉，喝了一杯清涼的玫瑰紅酒，正啜著一杯濃縮咖啡。「節食」這個不幸的字眼，卻在我腦海中揮之不去。很少有別的概念像這個字一樣，出現如此頻繁，卻又一直被誤解和濫用。上百萬狂熱的減肥者中，很少有人知道「節食」一詞的原來意義。這個概念源於古希臘文diaita，原本指的是「生活和飲食習慣」。

在我前幾本書中，我一直鼓勵讀者「永遠不再節食」，且要「告別節食，快樂生活」。我在這些書中採取今天一般人普遍理解的「節食」概念，也就是在飲食上自我約束，放棄享受，忍痛割愛，而改吃麵粉、草，甚至鋸木屑，就像各種不同的神奇食譜讓人聯想到的那樣……

在本書中，我們應該再一次全面且正確地來理解「節食」，當成一種有著相對飲食習慣的「生活方式」。這裡提出的「石器時代的飲食方式」，並非一般意義上的飲食習慣，或媒體所吹捧的節食方式，而是指特定的生活和飲食習慣，是人類在幾百萬年的進化過程中發展形成的。

今天，我們追求「生活品質」，體力勞動已是過眼雲煙。「工作場合」中的繁重工作只消點一點滑鼠，而家務活也只要按幾個按鈕或透過遙控器就可輕鬆解決。實在不行，就請別人代勞。富裕也意味著實現了人類的古老夢想，不斷吃著豐盛的食物——煎煮炒炸、酸甜鹹辣、精緻細巧。腦筋動得快的人生想出迎合最新「生活方式」的食品。新潮食品是市場龐大的食品業的未來。夢寐以求的天堂樂園終於成為現實：我們生活在一個遍地流著奶和蜜的工業社會中。空氣中瀰漫著烤乳鴿的香氣，我們只須伸出手去，如果連這舉手之勞也嫌多餘的話，也可以彈一彈雙指，自然有人會前來服務。

現在，不幸的致命後果隨處可見：臉頰上掛著贅肉，大腹便便，水桶般的身材，萎縮的肌肉，是現代人養尊處優的通病。隨著富裕程度的提高，罹患新陳

代謝疾病的人激增。脂肪和糖份代謝問題出現在愈來愈年輕的人身上。全世界的第二型糖尿病患數目增長驚人，特別是年輕人，結果，在毫無預兆的情況下，死於心肌梗塞、腦血管梗塞或致命癌症的人，年紀愈來愈年輕。但情況也愈加明顯：這是我們今天生活和飲食方式直接造成的後果。事實上，我們正把奢華和富裕的美夢，變成一場籠罩著疾病和健康危機的噩夢。

為什麼我們的身體無法承受這富裕的天堂世界呢？難道人體的構造就是無法過舒適的生活嗎？哪些生活方式符合我們的天性呢？如果我們解開了我們的基因密碼，又會見到什麼呢？正確回答了這些營養學上的核心問題，便能讓我們更進一步解釋，如何獲得和保持理想的健康狀態。

要瞭解這些，一個相當重要的步驟，便是先要研究我們祖先的生活。因為基因，也就是今天人類身體的構造藍圖，是在億萬年的演化過程中形成的。隨著環境和生活條件的改變，明顯的基因調適和變化，往往要經歷上百萬年的時間。如果我們能知道我們的祖先在過去一、兩百萬年中，如何攝取食物的話，就能從基因的角度清楚瞭解到，對現代人類來說，什麼才是「健康的飲食」，而大自然母親在我們襁褓時期又賦予我們何種食物。

一九八〇年代末期，美國科學家就提出了「石器時代的食物攝取」這個題目，並提供了許多討論的資料。幾年後，事實證明，當時在研究中犯了一些嚴重，且幾乎不可理解的錯誤。一九九〇年代末期，科羅拉多大學的羅倫・科戴恩（Loren Cordain）教授和他的同事，全面嚴謹地重新評估了「石器時代的飲食」。這份二〇〇〇年初發表的研究結果，在學術界引起不小的震撼。人類的「原始食物」及狩獵和採集社會中純粹自然狀態的食物攝取方式，也就是人類在進化過程中為了順應環境而形成的最佳食物攝取方式，和科學家們至今所想像的，相去甚遠。事實上，這些最新的研究成果和既成的營養學理論，正好背道而馳。

由於個人的關係良好，讓我能夠在近幾年來，不斷瞭解那些在科羅拉多的研究人員，如何一步步將他們驚人的發現公諸於世。多年以來，我一直批評許多傳統營養學中顯著的謬論和可笑的教條，因此很自然地會去接觸這個非常刺激的題目。我查閱了數百種研究報告，新舊都有，並加以摘錄比較。結果，有關「石器時代食物」的研究資料和最新的新陳代謝研究結果，十分吻合，令人驚訝。

在這，我已經透露了許多驚人見解中最重要的一點，即我們今天可以將這種符合人類物種特點的「石器時代的飲食方式」，有效抵抗許多危險的疾病和新陳代謝失調。

　　親愛的讀者，拿起大木棒，獵捕古代巨象去吧！

尼科萊・沃爾姆

二〇〇〇年春於南法

附註：我要對我的同行說明一下，本書並不像科學研究論文那樣面面俱到、且有系統地闡述這個題目，來得出結論，而且由於目前認識不足，所以無法下定論。這本書採行科學推論的立場，想達到一個目的：在一個扭曲僵化的領域中，引起討論，打破某些頑冥不靈的觀念，讓一些執迷不悟的人驚醒。這已經是項成就了，不是嗎？

第一部
起因
及
影響

第一章
致命的四重奏

幾十年前，這個「四人幫」就被判定為兇手，由於到處受到通緝，變得家喻戶曉。儘管如此，它們的來勢愈發兇猛，有時成雙成對，有時三人為伍，有時傾巢而出。根據最新的資料，除了四個主犯之外，至少還有三到四個共犯。甚至，還有為數眾多的支持者和幫兇為它們撐腰。這類有組織的「犯罪行為」，我們一時還無法全面認識到其影響和潛在的危險。今後，大家必須全力緝捕，才能獲知這個犯罪集團的背景和具體的作案方式。然而，在應該如何稱呼它們的問題上，全球仍然還未達成共識⋯⋯

這個現象在一九五〇年代由專家首次提出，並在一九八四年以「致命的四重奏」之名，列入緝捕名單中：高血壓、高血脂肪、高血糖和高胰島素血症。當時相當頻繁的觀察結果顯示，40%~50%的高血壓患者，同時還有這裡提到的其他毛病。這點在肥胖的人身上，尤其典型。在一九六八年，慕尼黑的赫爾穆特・梅納特（Helmut Mehnert）教授便把這個肥胖的醫學現象稱為「富裕症候群」，這個稱呼實在切中要害！

高血壓、高血脂肪、高血糖和高胰島素血症的同時存在，連體魄最強壯的人都無法長期忍受，更甭提循環系統較弱的人了。早晚有一天，會引發其他嚴重的疾病⋯⋯

在歐洲，心肌梗塞的發病率曾一度停滯或下降，但近年來卻又有回升。二〇〇〇年二月，露思・施特拉瑟（Ruth Strasser）博士在德雷斯敦心臟及循環系統醫學會議上，公布了她在德國研究的驚人資料：愈來愈多二十到二十五歲的年輕人，罹患了心肌梗塞！這該如何解釋？到底發生了什麼變化？是我們吃的脂肪愈來愈多嗎？絕對不是！是奶油、蛋和肉類吃得多了嗎？不是，情況正好相反，這些食品的消費量甚至減少了。是膽固醇升高了嗎？根本不是。我們所能想到的這些疑犯，都有確鑿的不在場證明。因此我們懷疑，「致命的四重奏」捲土重來了，但也有時是「三重奏」或「六重奏」，依行兇時具體參與的

罪犯數目而定。

　　加州史丹福大學的傑羅德‧李文（Gerald Reaven）教授在一九八八年提出一個論點，認為胰島素阻抗性（insulin resistance）是高血壓、高血脂肪、高血糖，及高胰島素血症此類症狀的主要結構。由於當時不能進一步確定它們之間的關係，他便把這個現象稱之為未知症候群。這個名稱主在英語系國家中使用。德國人則長期使用「代謝症候群」一詞，其實是同樣的意思。但最後在國際上採行「胰島素抗性症候群」（IRS）這個說法。目前還有其他三、四個名稱，但由於種種原因，並不能令人滿意。在寫這本書時，我決定避開專家們的爭論，選擇「未知症候群」這個概念，因為這個字眼簡潔，且帶有一種神秘的色彩。

　　一九九八年，李文教授帶領的研究小組終於取得了最後證據，證明了胰島素抗性及胰島素含量慢性增加，確是所有心臟和循環系統病症的根本原因。

　　胰島素是一種激素，由胰島腺製造出來，並分泌到血管中。它的功能像鑰匙一樣，能夠打開細胞壁，使血液中的葡萄糖進入細胞，轉化成能量。胰島素阻抗性指的是身體細胞從血液中吸收糖份的能力受到抑制。可惜，胰島素阻抗性沒有任何症狀，受害人根本無從察覺，只有經由一種特殊的血液檢查，才能判定這種功能障礙（見第二章）。

　　如果身體細胞對胰島素的信號反應遲鈍，胰島腺就必須向血液中輸送更多胰島素，以達到必要的信號強度，使得糖份能夠進入細胞中。起先，細胞的胰島素阻抗性可以經由不斷提高血液中胰島素含量來加以平衡。此時，如果一個人的血糖含量能控制在正常範圍內，那麼他雖然罹患高胰島素血症，但葡萄糖的耐量仍屬正常。

　　需要身體給養份的細胞愈多，所需的胰島素量就愈大。如果一個人在年輕力壯時，製造了上百萬的脂肪細胞，那身體就需要更多的胰島素。肥胖的人必須比苗條的人不斷製造更多的胰島素。由於世界上的胖子愈來愈多，也難怪會有愈來愈多人，其胰島腺分泌胰島素的功能無法滿足他的終生需求。胰島素減少，意味著調節作用受到限制，導致血糖升高。這就是大家所謂的葡萄糖耐量異常。胰島素分泌量愈少，血液中的血糖含量就愈高。到了一定程度，便形成了葡萄糖耐量異常，甚至發展成為「糖尿病」。如果胰島素的分泌完全枯竭，即成胰島素依賴型的第二型糖尿病。

這種缺陷是如何形成的呢？由於胰島素阻抗性「只有」30%是由基因決定的，環境和生活方式必定扮演著更重要的角色。雖然，這意味著我們是在黑暗中摸索，但仍有絕佳機會逮到這幫殺人兇手，擺脫困境。我可以保證，我們會在這本書中探索最為關鍵的線索。

糖尿病是未知症候群中，最為人所知，也研究最為透徹的疾病。曾幾何時，第二型糖尿病是那些年邁的，吃得很好的先生太太們才得的病，但今天卻已成為全球普遍的流行病。如此高的發病率，絕不只是因為人類平均壽命的提高和人口統計學上所謂的年齡金字塔的趨勢。數以百萬不斷增加的新病患都是中年人，而且有愈來愈多二十至三十歲的年輕人也加入了「老年糖尿病」及第二型糖尿病患者的行列。請注意不要把它們和「青少年糖尿病」及第一型糖尿病混淆，後者只在青少年時期發生（見附錄一）。世界衛生組織（WHO）在二十世紀末，統計出全世界共有一億三千五百萬的糖尿病患。然而，那些已經有病，卻仍不知不覺的患者人數，肯定還很多。世界衛生組織根據目前的趨勢估計，到二〇〇五年，全世界將有近三億人罹患糖尿病。

有些讀者也許未把糖尿病當成嚴重的問題，周圍有那麼多和藹可親的爺爺奶奶們，都在晚年罹患糖尿病，大家已經習以為常了。但事實上，糖尿病並不是一般的病，患者身上幾乎涵蓋了所有血管病變的危險因素（見第二章）。後果嚴重，往往雪上加霜，例如造成失明和腎功能衰竭。糖尿病人腿部截肢的發生率，也比一般人高出三十倍。罹患糖尿病的老人，死於心肌梗塞或腦血管梗塞的機率，是沒有罹患糖尿病者的兩到四倍。這樣似乎還不夠，他們更加容易罹患癌症。這一點，我們將在下一章詳細討論。

五十年前，第二型糖尿病全球還不多見。如今在歐洲發達國家、美國、澳洲和紐西蘭的糖尿病患，已占到總人口數的5％~6％，已經達到了「國民病」的規模。這個比例在二十五年內，還會提高大約8％。近幾十年來，中東、印度和南美也緊隨其後。

基本上，一個國家的富裕程度愈高，民眾的肚子愈圓，糖尿病患也就愈多。然而，歐洲裔的白種人和其他種族相比之下，卻得天獨厚，不易罹患此病。在美國，現在已有10％的黑人和12％的西班牙後裔罹患糖尿病。

值得注意的是，那些最近一兩代，從非工業文明地區或發展中國家移民到發達國家，突然進入西方生活方式的人當中，有很多人罹患了糖尿病。例如生活

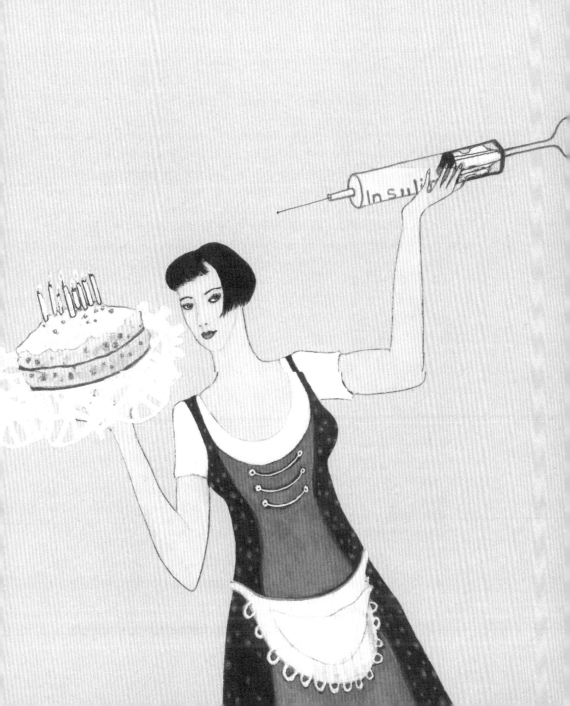

在美國亞利桑納州的皮馬（Pima）印地安人，糖尿病的發病率竟然達到38％。類似情況還發生在澳州原住民和許多太平洋島嶼——例如瑙魯（Nauru）——的居民身上，這些居民的患病比率高達15％~25％。在荷蘭海牙，來自東南亞六十歲以上的移民中，有將近40％的人罹患糖尿病。在接受西方生活模式時間還不算長的日本，情況更為嚴重：從一九七六年到一九九五年，學齡青少年糖尿病的發病率增加了三十倍！

　　不過，糖尿病只是冰山的一角。據估計，全世界被認為「健康」的人當中，有20％，在某些地區可能達30％或更多的人帶有胰島素阻抗性。至今，很多人無法相信，這是糖尿病的前奏，而且一樣危險。因為沒有意識到這些危險，大家也就無從注意起。如今，連每個小孩子都知道自己的膽固醇含量，可是有誰知道自己血糖和胰島素的數值呢？事實上，這也許是個嚴重的錯誤，因為這兩個數值對您的健康來說，遠比膽固醇含量要重要的多！

　　最新的科學分析證實，胰島素阻抗性及慢性高血糖症，即使未達到糖尿病的程度，也足以對健康構成極大威脅，尤其是對心臟和循環系統。胰島素含量慢性增加也被確認是影響健康的一個危險因素。我們在下一章會詳細談到。

　　最近，胰島素阻抗性的細胞運作機制也被發現。這是細胞膜內一種專門負責把葡萄糖輸入肌肉細胞的運輸功能失靈。導致這個功能失靈的原因，還未受到研究。其中自然包括不同條件下形成的基因因素，但另一方面，人為造成的環境和生活條件顯然更形重要。全世界不同種族的基因條件相異，卻同樣面臨胰島素阻抗性和糖尿病患者的劇增，這也說明了這一點。

　　如果愈來愈多二十至二十五歲的年輕人死於心肌梗塞，最大的嫌疑只能算在未知症候群頭上。然而，哪裡會有年輕人針對這個危險，去作例行性健康檢查呢？這個狀況必須有所改變，因為如果真的進行檢查的話，在十九歲的年輕人當中，便已經能夠發現不少胰島素阻抗性的症候群。這個現象，我們也將在下一章深入探討。

　　一旦確診為葡萄糖耐量異常或糖尿病，雖然不是什麼好消息，但發現得愈早，愈能有效採取相對措施，這點我們隨後還會看到。

　　雖然大家對狂牛病和愛滋病談虎色變，但未知症候群才是我們這個時代的健康殺手！無論男女老少、高矮胖瘦，每個人身上都可能發現胰島素阻抗性。如果受到威脅的人數，依國家和地區不同，達到人口總數的20％~30％，就是說

每四個人中有一個，那全世界就有數十億人是它的受害者。在德國這樣一個國家中，這就意味著近兩千萬人的健康受到威脅，其中大多數人卻還蒙在鼓裡，而這個數字仍然在以爆炸性的速度激增，可是又有誰在談論這個問題呢？媒體的宣導又在哪裡了呢？

這一切會是一場巨大的災難！首先，應該注意的是，國家和社會正在火上澆油，當前的經濟和文化政策，交通和城市規劃，助長了未知症候群爆發的條件。我們面對的可能是一種前所未有的流行疾病……

在本章結尾，必須先要瞭解一個問題：如果說未知症候群流行的範圍很廣，並且和基因有關，而另一方面又危及人類生命，那為什麼這樣致命的遺傳基因，在過去的幾萬年中沒有和它們的帶有者一起滅絕呢？因為危及生存的基因，通常會在進化過程中以一種高姿態銷聲匿跡——適者生存，不適者淘汰。

我們是否能夠這樣想，從基因角度來看，胰島素阻抗性應該是一種生存優勢，至少直到最近的進化階段。也許在特定的生存條件下，提高細胞對胰島素的耐性是一件好事。這個特點深深留在我們的染色體排列中，不會毫無道理的。

一個十分有趣的問題是，在何種生存條件下，會出現大量胰島素阻抗性，它何時會對健康有積極或消極的影響，我們當今的生活方式中，有哪些不當的行為？由於胰島素阻抗性直接與糖份和食物有關，所以必須積極加以澄清，是否我們當今的飲食方式和這個不良的進展有關。何種食物對我們的身體健康有益，畢竟不是由營養諮詢專家，而是由我們的基因來決定的。我們接著就來仔細探討一番。

什麼是糖尿病？

胰島素阻抗性最常見的後果之一，就是糖尿病。從病因來看，又必須嚴格區分為兩類：第一型糖尿病患者，先天缺乏胰島素。今日所知，他們不必節食，而是必須根據食物中碳水化合物的比例，注射一定劑量的胰島素。沒有胰島素，他們的糖份代謝就會徹底失衡；其後果是心臟、腎臟和眼部的血管，在青少年時期就受到嚴重損害，大多會導致早亡。5%~10%的糖尿病患，是第一型糖尿病。

與此相對，第二型糖尿病患者只是胰島素「相對缺乏」。和健康人相比，在大量攝入糖份時，他們只能把一半的葡萄糖吸收進入細胞。在第二型糖尿病患者身上，胰島素對細胞的作用受到抑制。原因是胰島素這種激素的接合點和傳遞出了問題，於是身體試圖讓胰島腺產生更多胰島素，來彌補這一缺陷。根據彌補的程度大小，體內的糖份平衡才能保持「正常」或只呈現「輕微失調」。在這種情況下，一個人的糖份代謝雖處於失調狀態，即所謂的「葡萄糖耐量異常」，但並還沒有罹患糖尿病。

此外，伴隨這些人的另一個不良症狀，便是肝臟分泌過多的糖，於是身體需要更多的胰島素。同時細胞對胰島素的抗性卻愈來愈強，終於有天，胰島腺提供胰島素的能力，再無法滿足用量不斷升高的需求。雖然體內胰島素的含量仍相當高，但血液中的血糖濃度卻居高不下。這種類型的糖尿病被稱作非胰島素依賴型的第二型糖尿病。

隨著時間的推移，胰島腺製造胰島素的功能逐漸衰竭。攝入含碳水化合物的食物時，身體分泌胰島素的能力每況愈下，遲早有天患者要開始注射胰島素。這就是胰島素依賴型的第二型糖尿病。

根據世界衛生組織早先的定義，一個人空腹時血液中血糖濃度超過每百毫升一一○毫克，就是胰島素耐量異常，超過每百毫升一四○毫克就是糖尿病。最近，這個標準修改得更加嚴格，因為人們認識到，即使血糖只是稍微偏高，也有潛在危險。

根據新標準，空腹時正常血糖濃度的上限為每百毫升一一○毫克。在一一○到一二六毫克之間，屬於空腹血糖濃度過高，超過每百毫升一二六毫克，就是糖尿病。

第二章

血糖後患無窮

　　一九九八年，僅僅在德國，三百五十萬名第二型糖尿病患者的門診及住院治療就花費了將近三十億馬克。這是不久前公佈的國際CODE研究機構的調查結果。造成鉅額費用的主因，是各種併發症，首先是眼部、腎臟和四肢微血管的破壞，即所謂的「微血管病變」。在德國，每年平均會有六千名糖尿病患者失明，二十一萬四千名患者必須接受腎臟透析（洗腎）。最近還發現到糖尿病人的精神智力狀態會迅速惡化，這說明了腦血管也受到損壞。

　　糖尿病人體內的大型血管也會過早老化。這種所謂「大血管病變」的嚴重後果為心肌梗塞和腦血管梗塞。這種疾病雖然不會每次都置人於死地，但對一部分的人來說，意味著漫長的治療過程。糖尿病人罹患這類心臟及循環系統疾病的可能性，比糖份代謝正常者高出三到四倍。在德國，每年約有二萬七千人發生心肌梗塞，四萬四千人罹患腦血管梗塞。現在看來，這些有關糖尿病的統計，還須補上另外重要的一項：未知症候群。

　　親愛的讀者，如果您想深入瞭解這個問題，就有必要先認識一下有關生理現象的來龍去脈和醫學上的因果關係。因此，我將在這一章裡，也只在這一章而已，稍微運用一些專業術語，即使有點晦澀枯燥，但請堅持下去，您一定會有所收穫。

　　根據最悲觀的估計，目前四十五至六十四歲的成年人，至少有一半生活在血糖過高的危險中，自己卻一無所知。這其實並不讓人吃驚，因為至今為止，在例行性健康檢查時，只檢測空腹血糖濃度。只有在這數值達到糖尿病的標準時，即空腹時高於每百毫升一二六毫克，或攝取葡萄糖兩小時後，高於每百毫升二〇〇毫克，才會受到注意，或被認為有治療的必要。

　　早先，要在導致微血管病變時，才會得出這個臨界數值，因為人的血糖大多在到達這樣的高濃度時，才會出現如此嚴重的症狀。通常也只有達到這個標準的人，才會接受降低血糖的治療。然而，正如我們現在才知道的，在一個人的

血糖達到糖尿病程度前，早已存在微血管病變的病因，即心臟及循環系統老化的危險。

在二十多項流行病學調查研究和對全世界超過十萬人的長期觀察中得知，如果空腹及葡萄糖攝入二小時後，血糖濃度持續昇高，心臟及循環系統致病機率和相對的死亡率，就隨之持續增加。要想定出一個明確的臨界數值，是不可能的，因為這是一個量變的過程，從正常值（每百毫升八○毫克）起，任何形式的血糖數值升高，都會帶來健康危機。

至今為止，被認為「輕微過高」或「正常偏高」的血糖濃度，就足以使心臟及循環系統的致病機率增加30%~60%，而且這和一個人是否肥胖，或是否有其他致病因素無關。當血糖濃度在所謂「葡萄糖耐量異常」的範圍內，即糖尿病發病前的階段時，心臟及循環系統致病率就會增高80%~到270%！

毫無疑問，循環系統中大型血管的老化，發生在糖尿病發病之前，即在眼部和腎臟的微血管受損之前。觀察結果證明了這個推論：長年罹患糖尿病的人和那些才剛剛被確診?糖尿病的患者相比，死於心臟及循環系統疾病的比率並不高。

此外，有胰島素阻抗性和葡萄糖耐量異常的人，多半同時還有高血壓和高血脂肪，這兩樣最常見的致病因素也會侵襲血管壁。這些人身上還有許多其他最近才被人認識到的心臟及循環系統的致病因素（見附錄）。例如，這些人的血管壁功能嚴重受損，因為他們體內產生的一氧化氮（NO）太少，而一氧化氮能鬆弛血管肌肉，使血壓維持在正常範圍內，並阻止危險的血液成分，如某些血小板和發炎細胞進入血管壁。

正如我們不久前所知那樣，血脂肪過高會增強血液凝結，提高血栓形成的可能性。眾所周知，這種血栓的長期存在，正是引發心肌梗塞和腦血管梗塞的最終原因。這些症狀，每一種都可能導致動脈硬化，而加在一起，更加危險。有這些症狀的人，常常死於心肌梗塞，也就不足為奇。

只要稍加注意，在健康檢查時，有胰島素阻抗性的人是很容易被發現的。家庭成員中有糖尿病患者的人，發病機率更高，應該針對這點作定期檢查。即使家人中沒有糖尿病患，也不應掉以輕心。身體質量指數（Body Mass Index）大於二十七和血壓超過145/90mm的人，便已有嫌疑。如果您的腹圍超過臀圍，嫌疑就更加深一層，因為在腹部和上體堆積的脂肪，尤其容易引起胰島素

阻抗性。

親愛的讀者，請原諒我這個不太委婉的問題：您的臉頰圓嘟嘟嗎？有許多人認為這是健康的表現，其實不然。有著圓嘟嘟臉蛋的人，很可能也有脂肪囤積在腹部。美國馬約（Mayo）醫院的工作人員已研究證實了這一關連性。

還有，您平時運動多嗎？不多！您應該在這個問題上，仔細花點功夫。首先，做個血脂肪分析檢查。如果膽固醇總量（total cholesterol）和高密度脂蛋白膽固醇（HDL-C）的比例大於五（在低密度脂蛋白含量正常或稍高的情況下），您的嫌疑也會加深。胰島素阻抗性更典型的特徵，在於三酸甘油酯（triacylclycerols）高，而高密度脂蛋白膽固醇低。這二者的比率大於五，也會構成危險。

既然已經檢查了血脂肪，您不妨同時檢測一下空腹時的血糖和胰島素含量。如果血糖高於一一〇（毫克/百毫升），就幾乎毫無疑問了。如果以上數值正常，但存在其他胰島素阻抗性的跡象時，一定要做一種「口服葡萄糖耐量測試」（OGTT）。在有些人身上，胰島素在夜間八小時發揮的效用，能使第二天早上空腹驗血時的血糖達到正常，造成葡萄糖耐量正常的假象。但這些人的血糖可能在早餐後數小時內都很高，只是沒有人知道而已。

如果只看空腹血糖檢測的結果，只能確定一部分有胰島素阻抗性危險的人。因此，只有透過口服葡萄糖耐量測試，才能萬無一失。做這種測試時，空腹喝一杯含七十五克葡萄糖的飲料，兩個小時後才測血糖。這時的血糖濃度應該低於一四〇毫克/百毫升。我們已經知道，血糖升高帶來有害健康的變化，往往是在人體攝入葡萄糖後才對循環系統產生作用，即在進食之後的幾小時。因此，這種檢查顯得格外重要。

您可以參照本書最後的附表，檢測一下自己罹患未知症候群，及可能由此引發的心肌梗塞的危險性有多大。這個測試是由傑羅德・李文（Gerald Reaven）教授——未知症候群之父設計出來的。

大家愈來愈清楚，飯後的幾小時對健康至關重要。這段時間中，人體中產生了什麼變化呢？當食物完全消化，營養物質從小腸進入血液後，會發生一系列的化學反應。其產物之一，是種帶有活躍氧分子的「自由基」，它會破壞所有物質，除非有抵禦這種攻擊的特殊防禦物質——所謂的「抗氧化劑」。這種物質不斷被消耗，它在血液中的濃度會降低。一旦濃度過低，自由基的氧化作用

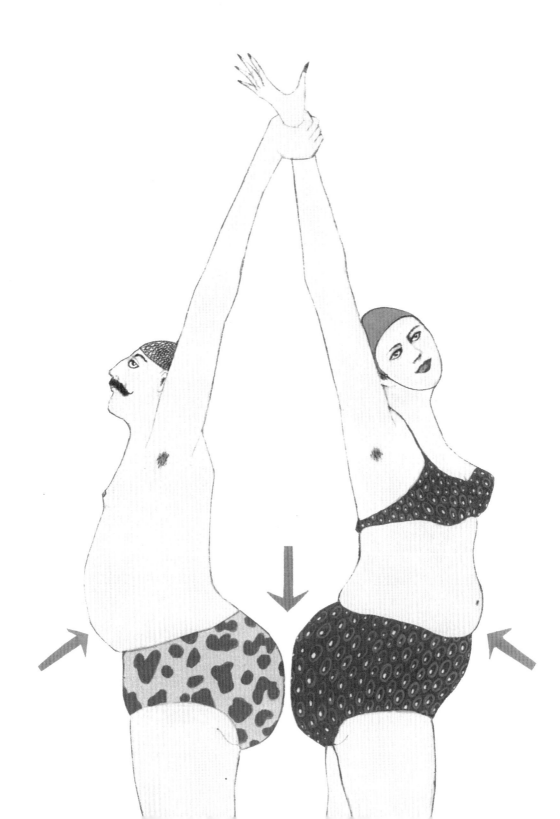

又占了上風，這時血液中會出現一種不良狀態，叫作「氧化壓力」。

在特定情況下，自由基的產生會大量增加。而正好血糖的大幅度升高，似乎特別容易引起這種壓力。胰島素的大量分泌改變了餐後升高的血脂肪的結構。胰島素將大型的低密度脂蛋白分子，分割成稠密的小微粒，這樣「稍微不良」的低密度脂蛋白膽固醇，就變成了「極端不良」的低密度脂蛋白。正如前面所提到的，顆粒較小的低密度脂蛋白，更能大量進入血管壁而被充分氧化。餐後血糖和血脂肪的濃度愈高，這種「氧化壓力」就愈強。而血液中糖份、胰島素和脂肪的濃度增高，又會增強血液的凝結，容易形成血栓，進而發生心肌梗塞和腦血管梗塞。

有胰島素阻抗性的人和葡萄糖耐量異常的人，不管吃什麼，血糖和血脂肪濃度總是偏高。即使他們一點脂肪都不吃，只吃碳水化合物，血脂肪也會升高，因為他們的肝臟按照「錯誤程式」，自己製造過量的脂肪，並輸送到血液中。血糖高的人，每次吃東西後，總是處於「氧化壓力」的陰影下。

然而，這還不打緊。血脂肪升高本身，還被懷疑引起了血液中多種蛋白質受損。最明顯的受害者是血紅蛋白，即血液中的血紅素，它運送人體內的氧分。在血糖過高的情況下，它們負荷了大量糖份，被「糖化」了。血液中葡萄糖濃度愈高，這種作用就愈強。被糖化的血紅蛋白比較容易被測定，因而被當作一個指針，用來確定過去三個月的平均血糖濃度有多高。遺憾的是，這一條很少被用作例行性健康檢查的項目。

被糖化的蛋白質結構，一般來說特別容易氧化。結果是血管無法鬆弛，失去彈性，原因在於一種不可缺少的物質——一氧化氮的供應不足。

如果我們知道，進食之後的這段時間是有害的化學反應發生的重要階段，那就應該有相對的對策。例如，一項關鍵性的預防措施，就是盡可能控制餐後血糖濃度的升高，升高幅度愈小，持續時間愈短愈好。

現在我們漸漸接近了本書真正的主題：飲食營養。因為血糖和血脂肪升高的幅度和持續時間長短，絕大部分取決於我們吃的是什麼。特別是對已經有糖份和脂肪代謝失調的人——這意味著大部分肥胖及缺乏運動的成年人——尤其如此。

實際上，食物中碳水化合物的種類和數量，直接影響到血糖反應。目前主要的食品對人體產生的血糖反應，已透過量化標準加以確定。我們把它叫做食品

的血糖指數（GI）。較高的血糖指數，意味著血糖升高幅度大，持續時間長，吃富含澱粉的食品，如白麵包，後果正是如此。反之，如果吃一個較粗糙，自然發酵的黑麥麵包或一個蘋果，血糖升高的幅度小，時間短，血糖指數也就較低。這一點我們在後來的章節和書尾的附錄中可以看到。

親愛的讀者，您馬上會發現，瞭解一下關於血糖指數的知識，絕對不是浪費時間。現在，我就講講關於這方面最新，也最令人擔心的消息……

一九九七年初，美國波士頓哈佛大學的流行病學家，發表了一份長期調查的結果。接受調查者是六萬五千名男子和四萬三千名婦女。所有人在調查開始時都是健康的，隨著時間的推移，才被這樣或那樣的「小毛病」纏上。六年之後，九百一十五名婦女和五百二十三名男子罹患了糖尿病。研究人員把這些變化和這些人的飲食聯繫起來看，發現血糖指數及「血糖負荷」和糖尿病的形成有關：血糖指數高，富含澱粉的食品吃得愈多、愈頻繁，罹患糖尿病的可能性就愈高，而且這和受試者是胖是瘦，是否喜歡運動，是否有家族病史及是否吸煙無關。

二〇〇〇年初，公佈了上述調查中的女性部分，有關血糖指數高的食品對心肌梗塞影響的結果。我們看到，這樣的食品吃得愈多，心肌梗塞的危險愈大。這一影響在過重的人身上，格外突出。這一點，大概不會讓您過於詫異。但讀到下面的數字時，您才會開始覺得不自在：同一研究小組在相同的受試婦女身上還發現，和非糖尿病人相比，糖尿病人罹患腸癌的可能性高出將近50％，而死於腸癌的可能性更高出140％。近來其他調查研究，也證實了這一關係。

另一項來自美國的調查，使這個恐怖畫面更加完整。這項對六千名老人進行的長達六年半的觀察顯示，隨著空腹血糖及餐後兩小時血糖和胰島素含量的升高，罹患腸癌的危險也分別直線上升，而且和本人是否有糖尿病無關。高含量胰島素的受試者中，罹患腸癌的可能性高出一倍。罹患癌症的危險在葡萄糖耐量異常時就已存在了，而不一定要等到得了糖尿病！

血糖和癌症的關係可用胰島素含量長期高居不下，在這複雜的網路系統中對其他激素的作用來解釋。我們主要推斷，胰島素對某些生長性激素有直接影響，而癌細胞的生長也需要一定條件。重要的是，老年人餐後血糖和胰島素含量升高的持續時間比年輕人長，因為胰島素阻抗性是隨著年齡而增強的。

值得補充的是，已經有多項流行病的研究說明，大量攝入血糖指數高的食

品，會提高罹患腸癌的危險性，這和其他致癌因素無關，而是單獨起作用的。在肥胖、缺乏運動及粗纖維吃得少的人身上，這種危險最高。

一九九八年，澳洲迪金大學（Deakin University）的工作人員在探索這個問題時，研究了飲食的影響。在分析大便成分時，他們偏重檢查了那些被認為誘發腸癌的物質，比較了一般被認為「不健康」的西方式飲食和「健康」的中式飲食，前者包含較高的脂肪（34％）、蛋白質（17％）和較少的碳水化合物（45％），後者則包含大量的碳水化合物（72％，但糖份含量低）、很少量的脂肪（17％）和較少的蛋白質（12％）。然而，結果令人不解：所有致癌物質在富含複合碳水化合物（穀物，大米）的飲食中，含量均明顯高於另一組。

歐洲最著名的癌症研究專家，米蘭大學的卡洛・拉・維齊亞（Carlo La Vecchia）和他的工作人員在一九九九年底，在《美國臨床營養雜誌》（American Journal of Clinical Nutrition）發表了他的研究結果。他們在一項分析詳盡的病例監控研究中，比較了三千三百三十六例的癌症患者和三千五百二十六例的健康受試者的飲食習慣。某些具有潛在影響的重要因素，如年齡、是否吸煙及飲酒、體重（BMI）、水果蔬菜和粗纖維的攝入量，均被考慮在統計資料內，以盡可能找出一個確切的危險因素。結果，特別讓義大利人和所有義大利迷大驚失色：吃精麵製品，如通心粉、披薩、麵包及大米等食物較多的人，血糖指數較高，與不愛吃上述食品的人相比，罹患口腔、咽喉及食道癌的危險性高出60％，罹患胃癌及大腸癌的機率分別高出50％，直腸癌高出30％，甲狀腺癌高出100％！

試想一下，如果您到義大利渡假，孩子們肯定早對你們經常光顧的小吃店、披薩店和那些美味雀躍不已。當你們在餐館坐下，拿起菜單時，進入眼簾的卻是一條用六種語言寫成的提示：「衛生部長警告消費者，吃義大利餐可能有害您的健康！」您迷惑不解地向窗外望去，只見到處都在降半旗致哀，大概整個義大利都是如此……

在這些有關癌症的問題上，令人詫異的是，媒體對此緘默不言。這種情形還要持續多久呢？難道那些媒體從業人員看不見嗎？或者他們對自己這行的弊端見怪不怪，以至熟視無睹了呢？難道黑手黨，或是梵諦岡把這個裝滿碳水化合物的魔匣置於自己的保護之下嗎？至少在德國，大家從未聽過這個問題。這裡的媒體更喜歡重複他們的老調子；激起人們對肉類的恐懼！狂牛病已成了固定

的話題，雖然在過去的十年間，德國只發現了一起病例，而且還是一頭來自外國的牛。

德國的營養學權威和他們的追隨者及立志加入他們這一行列的人，對所有這些經過科學論證的新見解，依然無動於衷。他們繼續堅持宣導著，盡量多吃「複合碳水化合物」，也就是富含澱粉的食品，才有益健康……

未知症候群的致病因素

高血糖　這種糖份代謝失調的定義和劃分標準詳見第一章附錄。

高胰島素血症　僅僅胰島素含量高一項，即和胰島素阻抗性及其他致病因素無關，是否直接構成致病危險，還存在爭議。但由於胰島素阻抗性引起的胰島素含量高確是致病危險，已被證實胰島素危害身體得作用機制，目前還不完全清楚。可以肯定的是，腎臟中的胰島素會抑制鹽的排出，使身體保留更多水分。另外，胰島素能刺激交感神經系統。以上兩點都能使血壓升高。

高血壓　人的血管壁會隨著時間的推移逐漸鈣化而變硬，因此產生的阻力，迫使心臟需更加強有力地工作，向循環系統注入足夠的血液。心臟和動脈的負荷過重，導致心肌和血管壁受損。另外，高血壓還會引起凝血系統發生變化，導致血液凝結和血栓形成。

在一定的血壓範圍內，心臟和循環系統患病的危險最小。我們把這一範圍稱作「理想」的血壓。它的最高界限是安靜狀態下120/80。根據美國心臟學會的定義，血壓在130/85以下仍可視為正常。收縮壓在130至139，及舒張壓在85至89之間的為「稍微偏高」。收縮壓在140至159，及舒張壓在90至99之間，被該學會定義為「平和高血壓」或「初級高血壓」。收縮壓在160至179，及舒張壓在100至109之間，已屬於「中度高血壓」或「二級高血壓」。如果到了180/110，即屬於「重度高血壓」或「三級高血壓」。

高膽固醇　有未知症候群的人，大多數膽固醇總含量（TC）及低密度脂蛋白

膽固醇含量（LDL）並不高。但這個症候群的特點之一，是血脂肪的構成狀況導致動脈硬化。這個狀況被稱為「導致動脈粥樣化的脂蛋白特性（ALP）」。通常是血液中極低密度脂蛋白、三酸甘油酯和所謂的「微小密集低密度脂蛋白微粒」（small dense LDL）濃度較高，而高密度脂蛋白膽固醇（HDL）大量降低。上述這些因素，每一個都是冠狀動脈血栓心臟病（KHK）的致病因素。

低密度脂蛋白的顆粒大小和密度　低密度脂蛋白膽固醇微粒可按其大小和密度來區分。如果小而密集的脂蛋白微粒占絕大多數，叫做B型模式（Pattern B）。和以大而疏鬆的低密度脂蛋白微粒為主的A型模式相比，B型模式引發冠狀動脈血栓心臟病的危險性高出兩倍。由於小而密集的微粒更易於進入血管內皮，並且更易氧化，因而導致動脈粥樣硬化。

被氧化的低密度脂蛋白　低密度脂蛋白微粒的氧化，在動脈硬化的形成中起著核心作用。有胰島素阻抗性的人，血液中明顯有更多被氧化的低密度脂蛋白（ox-LDL），這和低密度脂蛋白膽固醇含量及其他致病因素無關。被氧化的低密度脂蛋白，吸引T淋巴細胞和單核白血球，增強了巨噬細胞對低密度脂蛋白的吸收，使巨噬細胞細胞壁內的活動性降低，導致了泡沫細胞的形成。此外，被氧化的低密度脂蛋白還破壞血管內壁。

極低密度脂蛋白膽固醇　極低密度脂蛋白（VLDL）是富含三酸甘油酯的脂蛋白，它的血清濃度和三酸甘油酯濃度有密切關係。以前大家並不認為，像中密度脂蛋白和極低密度脂蛋白這樣富含三酸甘油酯的脂蛋白是有害的。而今流行病學研究已證明，所謂「脂蛋白殘餘」，即經過部分分解變小的脂蛋白微粒，會導致動脈粥樣硬化，並且是冠狀動脈血栓心臟病的一個直接致病因素。有胰島素阻抗性的人，無論是否有其他致病因素，血液中脂蛋白殘餘的濃度都高於胰島素過敏的人。這些殘餘能促使血管內形成疏鬆和易剝離的沈澱物質，而這種物質極其危險。

三酸甘油酯 　經過長時期的爭論，高三酸甘油酯（TG）今天被認為是冠狀動脈血栓心臟病的一個直接致病因素，尤其同時和低含量的高密度脂蛋白膽固醇相結合後，更是極危險的誘因。三酸甘油酯濃度高，直接影響到血清中的中密度脂蛋白、極低密度脂蛋白和小而密集的低密度脂蛋白微粒的濃度。有胰島素阻抗性的人，無論是否有其他致病因素，三酸甘油酯都較高。餐後三酸甘油酯的大幅升高，尤其是構成動脈粥樣硬化的危險。而有胰島素阻抗性的人，餐後的三酸甘油酯總是明顯高於胰島素功能正常的人。

高密度脂蛋白膽固醇 　較低的高密度脂蛋白膽固醇是冠狀動脈血栓心臟病的一個直接致病因素。即使這種膽固醇含量僅僅降低1％，心血管的患病機率就會上升2％到3％。如果高密度脂蛋白膽固醇維持高含量，即使低密度脂蛋白膽固醇和三酸甘油酯含量高，也不會構成對心臟及循環系統明顯的致病危險。這裡的作用機制，在於膽固醇從周圍器官再次被送回肝臟，再與膽汁酸作用進入腸道，並被排洩出體外。其他的保護機制還有抑制低密度脂蛋白氧化、抑制細胞黏連及血小板活化。

三酸甘油酯和高密度脂蛋白膽固醇之比（TG/HDL-Quotient） 　有胰島素阻抗性的人，往往三酸甘油酯和高密度脂蛋白膽固醇之比較高無論一個人的其他脂肪參數如何，這一比值和低密度脂蛋白膽固醇較高相比，更能肯定引起冠狀動脈血栓心臟病。

膽固醇總含量和高密度脂蛋白膽固醇之比（TC/HDL-Quotient） 　很多有胰島素阻抗性的人，膽固醇總含量和高密度脂蛋白膽固醇之比都較高在所有脂肪參數中，這一比值對冠狀動脈血栓心臟病的預測最有說服力重要性超過低密度和高密度脂蛋白膽固醇之比。原因很可能是在膽固醇總含量中，極低密度脂蛋白方面的因素也被考慮在內，而這一因素又可被視為三酸甘油酯的替代參數。有胰島素阻抗性的人，可能低密度脂蛋白膽固醇正常，或只是正常偏高，而膽固醇總含量和高密度脂蛋白膽固醇之比卻很高，這也非常不利，因為此時極低密度脂蛋白膽固醇過高，而高密度脂蛋白膽固醇過低。

內皮功能 人體血管內壁的肌肉——內皮的功能，對於循環系統的健康有著關鍵作用。通常內皮能使血管內徑擴張，並由此調節血壓。它還能阻止血小板和發炎細胞黏附，由此預防血管硬化和血栓的形成。要保持這種維繫健康的功能，內皮需要足夠的一氧化氮。一氧化氮是由血管壁自身製造。

有多重條件促成一氧化氮的產生，另一些則起抑制作用。例如強度較大的體力活動，就會促進一氧化氮的產生。胰島素也能促進內皮中一氧化氮的生成。由於一氧化氮的生成被抑制，有胰島素阻抗性的人往往內皮功能會退化，結果是血壓升高，多種細胞和分子大量進入，並附著於細胞壁，這又加速了血管硬化、血栓及局部缺血的形成。

凝血因數 在血管壁內產生的信號物質，控制著血小板的黏連、凝結和聚集能力，及散解凝血塊（血纖維蛋白溶解）的能力。凝血傾向和溶解功能被抑制，會加速血管硬化過程。在血管壁內生成的血纖維蛋白溶解原活化劑，能促進血纖維蛋白溶解，而血纖維蛋白溶解原活化抑制劑（PAI-I），則抑制這一過程。因此，由血纖維蛋白溶解原活化抑制劑佔優勢而造成的比例失調，會導致動脈粥樣硬化。血液中胰島素濃度高，會增加血纖維蛋白溶解原活化抑制劑的產生。有胰島素阻抗性的人，無論是否有其他致病因素，血液中血纖維蛋白溶解原活化抑制劑的濃度都高於胰島素敏感的人，這也是他們罹患心肌梗塞危險性較高的另一個原因。

第三章
碳水化合物的陷阱

在我們製定和未知症候群抗爭的策略之前，還應該好好瞭解一下它的範圍和背景。如果說胰島素阻抗性是以糖份轉化障礙為基礎，那就應該先瞭解一下，人類是否真的需要糖，以及到底需要多少。

蛋白質及某些生存不可或缺的所謂「必須」氨基酸，必須從食物中攝取，否則人就無法生存。人體還需要一些「必須」的脂肪酸，但「必須」的碳水化合物是不存在的。也就是說，為了生存和維持身體的正常功能，人類並不一定要攝入碳水化合物，必要時，人體可以從蛋白質自行合成。

所有來自食物的可消化碳水化合物，無論是來自燕麥片、麵條、巧克力，還是砂糖，經由消化和代謝的化學過程，被分解和轉化，最終的產物都是同一種物質——葡萄糖。人體可以將葡萄糖儲存在肌肉和肝臟的一種特殊化合物——「肝醣」（glycogen）中，肝醣有時也被稱為「動物澱粉」。在正常飲食情況下，體內大約會儲存三百到四百克葡萄糖。

葡萄糖作為能量來源，身體中的任何細胞都可以利用。每個細胞都需要這種「燃料」，以維持自身的功能，需要量最大的，當然是那些任務比較繁重的，像正在工作中的肌肉細胞。確切的需要量，根據速度、技巧、體重、年齡、狀態等等的不同，而有差別，如同一輛汽車的耗油量。運動時間延長一倍，肌肉消耗的能量也會增加一倍左右。如果運動強度增加，能量消耗甚至會成倍增長！

肌肉細胞也可以透過燃燒脂肪或蛋白質來獲得能量，不過要從脂肪獲取能量，需要更多的氧分，這比燃燒葡萄糖要費事，也更耗時。一旦肌肉細胞供氧不足，例如在快跑時，肌肉需要更多的氧以產生能量，超過了呼吸吸入的氧氣量。這時脂肪就無法滿足身體的能量需求了，而必須燃燒葡萄糖或肝醣。相反地，當身體處於比較平靜的狀態，吸入的氧氣足夠並能進入血液和肌肉時，身體還是會先選擇燃燒脂肪，這樣可以節省有限的碳水化合物儲備，以應付突如其來的大量消耗。

要從蛋白質獲取能量，需要分解肌肉蛋白質，將其輸送到肝臟，再合成葡萄糖。葡萄糖從肝臟再次進入血液，被輸送到工作中的肌肉。如果碳水化合物和脂肪供應充足，身體自然會節省蛋白質儲備，它畢竟需要有力的肌肉。只有在熱量和碳水化合物攝入不足時，身體才不得不動用肌肉中儲備的蛋白質。

肝臟是一個很重要的葡萄糖儲藏器官。在平靜狀態下，它不斷向血液中排出葡萄糖，以供應腦細胞、神經細胞、腎臟和紅血球。這些器官都不能從脂肪獲取能量。隨著身體工作強度的增加，更多的葡萄糖被肝臟輸入血液，再送到不同的組織和肌肉中。因此，葡萄糖儲存量對於維持血糖含量有著關鍵作用。

如果葡萄糖儲存量不夠，身體就不得不採取其他辦法。例如，在食物短缺或自願禁食的情況下，即碳水化合物和葡萄糖供應不足時，肌肉和肝臟細胞會在求生的應急狀態下，採用胰島素阻抗性這個辦法。這時肌肉和肝臟細胞被迫減少吸收葡萄糖，好把它節省下來，留給維持生命最重要的器官。一旦食物中又有了足夠的碳水化合物，胰島素阻抗性會自動消除。這是正常的情況。

要提供所有重要器官一天二十四小時所需的葡萄糖，至少需要一百克的量。肝臟大約能儲存八十克，肌肉約三百克。由此可以推算，在平靜狀態下，三到四天之後，身體內會出現上面所說的葡萄糖短缺，如果活動多，維持的時間就更短。因此在這種情況下，一種暫時的胰島素阻抗性是有必要的。

可是，如果我們總能攝入足夠的碳水化合物呢？從飲食中的能量構成成分來看，當今「西方」飲食中的45%是碳水化合物。以中等能量攝入二千二百千卡為例，其中九百九十千卡來自碳水化合物，相當於二百四十克純碳水化合物。「這太少了！」我們的營養學權威批評道，這樣「營養不均衡，不健康」。他們建議，我們應該把不健康的，使人發胖的脂肪攝入量控制在25%，即每天約六十至八十克，蛋白質也不要太多，最多15%。這樣就為健康的碳水化合物，留出了更多的空間。建議中的碳水化合物比例為60%，相當於每天三百三十克。由此得出60：25：15的營養物質的比例，營養學家稱之為「均衡」！

我們吃進這許多麵包、麵條、馬鈴薯、大米和糖之後，會發生什麼事呢？首先，澱粉要被消化和分解，直到剩下的葡萄糖被輸送到肌肉、肝臟和腎臟細胞及紅血球中。這個過程需要胰島素。如果有健康的胰島腺，就會一直提供充足的胰島素，日復一日，年復一年。我們只能希望它不會突然罷工或功能衰退。

可是我們的肌肉細胞，真的需要這麼多的碳水化合物，這麼多的「超級燃料」

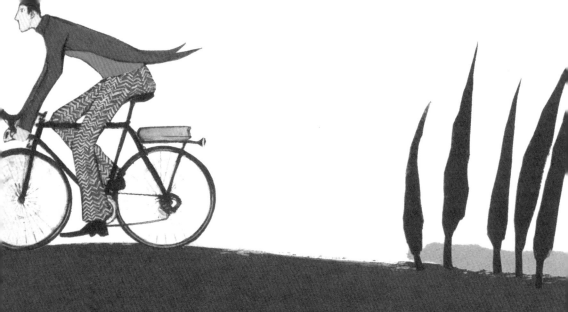

17 km

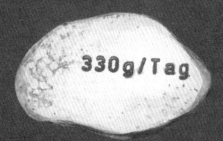

330g/Tag

嗎？在普通的一天裡，我們的肌肉要完成哪些工作呢？假設一下，您每天騎自行車去上班，往返各四十分鐘，而且一路飛馳，以至氣喘吁吁。理想地假設下，您這麼每天往返在路上消耗八百卡路里的能量，就是二百克碳水化合物。如果神經系統和紅血球每天再消耗一百克，那麼這由營養學權威推薦的三百三十克碳水化合物才是合理的，才能真正物盡其用。

可是您真的每天在自行車上消耗八十分鐘的體力嗎？實際情況如何呢？也許您出了家門，直接走向電梯，去地下停車場，在那發動您那輛「運動型」，相當自動化，並裝有空調的汽車，駛向辦公地點的停車場，您步履矯健地走向電梯，坐到一層樓，來到電腦桌旁，坐進舒適的扶手椅，精神百倍地開始工作。工作了一天回到家後，您把公事包往牆角一丟，自己則往沙發上一躺，翹起腿，閉上眼睛。這麼長時間待在空調環境中，您不免覺得喉嚨發乾，難道不想喝杯啤酒放鬆一下？晚飯後，也許再看上一本偵探小說，如果到時還沒有睡著的話，就會拖著疲憊的腳步走向柔軟的床。一切都很平常。可是在這樣一個緊張忙碌，卻運動不多的日子裡，您是否需要那麼多的碳水化合物作「超級燃料」呢？

如果大家聽從營養學權威的忠告，就好像將自己無所事事的肌肉細胞，填滿它們並不需要的燃料。辦公室工作所需的能量由脂肪來提供，便綽綽有餘了。但大家卻使勁給自己添上碳水化合物，而這些碳水化合物還必須被消耗掉，因為身體儲存它們的容量無法擴大，於是脂肪的消耗就要相對減少。

「那又怎麼樣呢？」我好像已經聽到有人在反駁了。「我願意這樣奢侈一下，這總比吃那麼多的脂肪要好。聽專家的話，總是沒有壞處的。」

我想告訴您的是：含大量碳水化合物，而脂肪較少的食物，會促使身體自己合成脂肪。奇怪的是，合成的偏偏是「不好」的飽和脂肪酸，而我們少吃脂肪，為的就是要擺脫它們。隨著時間的推移，它們會把多種不飽和脂肪酸排擠出細胞膜，這可不是件好事！如果卡路里的攝入大於消耗，這些多餘的碳水化合物，甚至會製造出一大堆的脂肪呢！

此外，如果沒有相對的大量體力活動，富含碳水化合物的飲食，還會引起血脂肪的明顯升高。這包括了三酸甘油酯、富含三酸甘油酯的脂蛋白，如極低密度和中密度脂蛋白膽固醇，及富含三酸甘油酯的殘餘微粒，後者對心臟的威脅特別大（見第二章）。尤其在飯後，低脂肪高碳水化合物的飲食，使上述血脂

肪成百毫升高，而且一整天都降不下來。富含碳水化合物的飲食，甚至阻礙了血脂肪的下降。

富含三酸甘油酯的血液成分，又會增強凝血，提高形成血栓的危險，並抑制溶解凝血的能力。另外，低脂肪的食物還會使低密度脂蛋白膽固醇變成小而密集的微粒，使它的性質更加「惡劣」。另一種不良的血脂肪參數，所謂的Lp（a）也會升高。同時，血液中良性的高密度脂蛋白膽固醇卻降低了。

上述這些都是心臟及循環系統疾病的致病因素。高含量三酸甘油酯和低含量高密度脂蛋白同時出現，又是一個重要的致病因素，所有這些加在一起，危險更大。營養學權威們所提倡的飲食，帶來的不良效應在健康和體重正常的人身上都能看到，或許不那麼顯著，還不足以影響到臨床治療。然而，對代謝功能已經失調的人，如肥胖和略有胰島素阻抗性的人，這樣的情況很快就會變得十分危險！因為這樣的飲食還會提高血糖和胰島素含量，同時血脂肪也會繼續升高。這樣又會使胰島素阻抗性進一步惡化。胰島素阻抗性愈強，這個惡性循環的進程也就愈快。

我最想知道的是，當今的營養學權威們是根據什麼樣的認識和標準，年復一年地為高碳水化合物及低脂肪的飲食模式貼上「特別健康」的標籤。經過十五年的調查研究，我始終沒有找到這個論斷的證據。我還特意向營養學權威機構諮詢，也沒有得到對我有幫助的解釋和說明。值得注意的是，「減肥權威」們偏偏向那些肥胖，因而極易產生胰島素阻抗性的人，宣傳高碳水化合物及低脂肪的飲食。他們主張的原因往往在於，透過這種飲食，肥胖問題就可迎刃而解。那我們倒要看一看，這柄「利刃」上會留下什麼蛛絲馬跡⋯⋯

第四章

世界愈來愈胖

請告訴我，苗條的人在哪裡？他們都到哪裡去了？成年人裡的確還能找出幾個，不過還能維持多久呢？在美國，有人根據目前的趨勢預測了一下，到了二○三○年，100%的成年人都會體重過重！在我們德國，大凡美國人有的，大家都喜歡爭相效法，只是比人家慢了五到十年。所以我估計，最遲到二○四○年，德國人也會趕上這個水準。在其他工業發達國家，進展速度也差不多。

到那時，全世界將有三億的糖尿病人，就不再是偶然的現象了。因為過重和胰島素阻抗性、葡萄糖耐量異常及糖尿病關係密切，往往是同步發展。過重的人產生胰島素阻抗性的可能性，比常人高出好幾倍，罹患糖尿病的危險自然也高得多。不過有胰島素阻抗性的人也有苗條的，而對胰島素敏感的人中也有胖子。但是，如果在年輕時體重就增加過多，產生胰島素阻抗性的可能性就會大大提高這到底是由於身體體重的增加，或脂肪的堆積，還是由於大多數胖人從小形成的生活習慣所至，是本書特別想要關切的問題。

也許您沒有讀過我寫的，分別關於「過重」和「減肥」的那兩本書，或者讀過後，又把內容忘記了。我在這裡簡單摘要一下，為什麼世界愈來愈胖這個這個問題，不僅我們這些兩條腿的動物有，就連我們那些毛絨絨、圓滾滾，和我們一樣喜歡賴在沙發的可愛小夥伴也有！真是「什麼人養什麼寵物」：在美國已有30%的貓和狗過重！這一頗具警告意味的數字來自CNN在二○○○年二月十六日播出的一條新聞。由此，動物肥胖症成為家庭寵物最大的健康問題。美國人還馬上給它起了一個恰當的名字——「加菲貓症候群」。明尼蘇達大學附屬獸醫院有一個減肥科，負責人朱麗葉‧邱吉爾（Julie Churchill）博士說：「今天美國的狗兒普遍都是沙發上的懶蟲。」

和牠們相似的沙發動物，我們將在下一章中詳細提到。在此，我不得不讓狗主人們失望了：很遺憾，我無法向您提供有關我們日耳曼寵物的情況，為了保

護我們親愛寶貝的權益，在德國不允許收集和傳播這樣的資料。不過據我推測，為貓狗提供節食療法和保養的動物減肥醫院，在我們這裡前途大大看好。

「為什麼會這麼胖呢？」有誰沒想過這個問題？大家追求的一直是苗條的身材。周圍胖子愈多，瘦人就愈物以稀為貴。毫無疑問，這當然要怪父母！如果爸媽胖，孩子往往也不會瘦。和生物學上的許多其他問題一樣，關鍵作用在於基因，也就是先天遺傳的因素。但是，如果從全球的範圍來看，大部分過重的人，父母並不胖。在過去的三十年裡，全世界有許多屬於不同地區和民族，帶有不同基因特點的人，都不約而同地發了福，這就不可能是基因在作怪，而只能是我們周圍環境改變的關係。

這是怎麼一回事呢？全球有大量居民離開農村遷往城市，由此導致工作方式的改變，從面向農業生產、注重體力勞動，轉向以資本和知識為核心及動力的服務型行業。體力勞動愈來愈被先進的技術取代。我們所需的能量愈來愈少，因為機器、機器人、電梯和電腦，省去了我們大部分的體力支出。住得離工作地點稍遠的人，則以愈來愈奢侈的汽車代步。

我們為減少工作和提早退休爭鬥不懈，以便能有更多的閒暇時間，好開車購物，然後舒舒服服地坐在電視機前消磨時間。現在，我們才實現了真正的經濟奇蹟：不斷進步，早日停滯！

在家庭生活中，自動化的進步潮流也隨處可見。美國人把這叫做「技術先進的家庭」（TAFU：technicaly advanced family unit）。每個家庭都裝了一系列的遙控器，可以用它們開燈、關燈、控制CD唱盤、調節室內溫度。在一個典型的現代化家庭中，哪裡還有什麼工作需要消耗體力，哪怕只是每分鐘讓心跳加快六下。也許只剩下性生活，這聽起來也夠累的。難道正因為這樣，人類在家裡對這唯一的「體力運動」也興趣缺缺，每況愈下？

隨著經濟和社會的發展，以及這個「現代化」進程，大多數國家的國民生產總值都在提高，大家口袋裡都裝著足夠的鈔票，真正的貧窮正從我們身邊消失。這不正是大家夢寐以求的嗎？與此同時，全世界都在進行著一次飲食習慣的變革。大家有足夠的錢，隨時隨地買到可口的食物。連小朋友們口袋裡都裝著可以上一次麥當勞的零用錢，爸爸媽媽白天在電腦旁努力賺錢，可不能讓孩子餓肚子。

隨著富裕程度的提高，發展中國家的居民也終於告別了貧乏的飲食模式：量

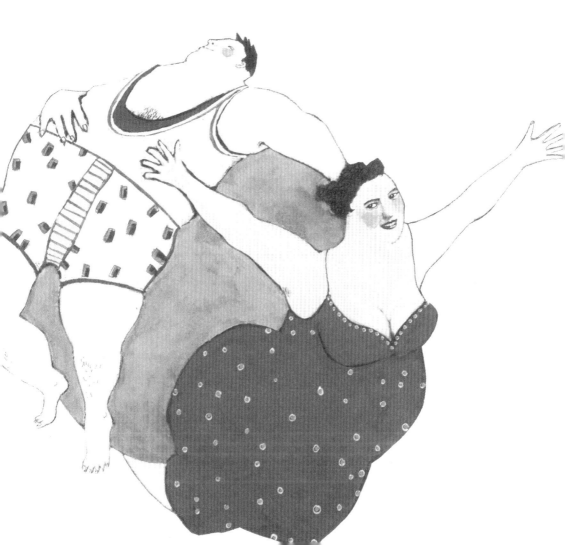

少，且以穀物和植物塊莖為主。市場開放了，商人不斷有新的點子，對西方新鮮事物的興趣，隨著電視的普及深入而加強。今天這些國家的許多人，也能享受到豐富多樣的飲食，包括大量的水果蔬菜、魚、肉、蛋和奶製品，只要有足夠的錢的話。

可供選擇的東西多了，對許多人來說，享受就顯得更為重要。這些產品之所以這麼容易被人接受，並不是因為它們本身含有糖和脂肪，而是因為人們喜歡花樣翻新的、可口的、方便的，另外價格低廉的食品，正是這一心理，引起了全球性的飲食習慣變革。

雖然，有些粗糧全麥食品的死忠者不願承認，但隨著飲食結構改變的這一事實，所有這些國家人民生存所需的最基本養分供給，即「營養質量」和過去的幾個世紀相比，有了顯著的提昇。至於這種飲食是否比最初的，即引進農業生產和依賴貿易之前的更健康，則是另外一個問題，我們在後面還會詳細講到。

隨著現代文化的傳播，大家對烹調起來又快、又簡單，且每個人都做得來的食物更加青睞。這轉變，在歐洲始於一個世紀之前，而今天在發展中的國家大行其道。這類食物含有更多的脂肪，尤其是現今十分廉價的植物脂肪，以及富含更多糖和澱粉。這種受到推崇的植物脂肪，絕大部分是從大豆、玉米和小麥產品中提煉出來的，它們帶給我們不少頭痛的問題。我們之後還會提到。這種新式烹調的食物，同樣份量中含有更高的熱量，也就是說，和以往的食物相比，它們是「能量密集型」。

現在讓我們來看看一次成功的宣傳攻勢。幾年以來，我們到處聽到，脂肪本身使人發胖。然而，幾億年來，在我們這個星球上，熱力學的第一定理有著關鍵作用，根據這個定理，如果攝入的能量都被消耗掉，就不會有多餘的能量。眾所周知，只有在能量多餘，即攝入多餘時，身體脂肪才會積存。難道現在這一切都變了？

營養學專家們說，只有來自脂肪的熱量使人發胖，是造成過重的罪魁禍首。按照德國最有名的減肥專家弗爾克・普德爾（Volker Pudel）——他還曾是德國營養學會會長和常務委員會成員——的說法，大家可以毫無限制地吃碳水化合物，因為「麵包、馬鈴薯、蘋果和橡皮軟糖裡的卡路里不會使人發胖」。事實上，在熱力學的領域中，這簡直是個破天荒的發現。就憑他這個發現，當然還有他對上百萬肥胖者無私的貢獻，難道不應該頒發他一座諾貝爾獎嗎？

有趣的是，關於上述錯綜複雜、有待研究的關係中，好幾位收入不菲的專家觀點，和那些低脂肪的「健康食品」不謀而合，這之間難道沒有暗盤嗎？

　　事實上，關於脂肪問題，專家們的意見分歧很大。可以肯定的是，在流行病學研究中，並沒有發現脂肪攝入和過重之間有明確的關連。被反覆引用的「成功例證」，藉以證明低脂肪飲食好處的研究結果，畢竟只是少數，而多數的研究，並未能證實這種飲食的優點。但在某些圈內人士中，對這些研究結果往往是避而不談。

　　不久前，在著名的《美國醫學聯合會雜誌》（Journal of the American Medical Association）上發表了一項大型而分析嚴謹的長期調查，受試的三千名美國人，年齡從十八到三十歲不等，時間長達十年，結果並未發現脂肪攝入對導致體重過重有影響。相反地，那些脂肪吃得最多，但同時粗纖維食物吃得多的人，體重增長得最少。而那些脂肪攝入最少，同時碳水化合物攝入量高的人，如果食物中缺乏粗纖維，體重增加得最厲害！高脂肪和豐富的粗纖維這一有趣的組合，在本書中還會經常出現。

　　幸好在這種時候，總還有幾位置身爭論之外，富有遠見的智者，像約翰・布倫德爾（John Blundell）。我認為他是營養學家裡面最可愛的人物之一。這位英國里茲大學（University of Leeds）的教授，主持著該大學的一個心理生物研究小組。可以說，他是一位營養心理學家，和其他人不同的是，他對生物和心理學都有造詣。他的研究工作富有開創性，他的文章機智而有啟發性，他在學術會議中的討論十分精彩，有批判性，發人深思。他發表在最有影響力的營養學刊物《美國臨床營養雜誌》二○○○年第一期上的評論，值得所有感興趣的朋友一讀。他指出，食物中的高脂肪和體重增加，並沒有生物學上的必然聯繫，顯然是其他的因素在作祟。他最近還在一項研究中證明，人類可以長期大量攝入脂肪而不發胖。

　　在布倫德爾的實驗室中，研究人員比較了兩組年輕男子，一組平時飲食中脂肪含量較高，另一組偏向吃低脂肪食物。兩組的平均年齡和體重相同。吃脂肪較多的一組，平均每天攝入一百五十九克脂肪，相當於每天攝入熱量的44％。另一組平均每天攝入八十一克脂肪，相當於32％的熱量。第一組每天平均攝入總熱量為三千一百九十五卡路里，第二組為二千二百五十三卡路里。雖然，這兩組人每天的熱量攝入相差很大，但他們的體重和身體質量指數沒有區

別，體內脂肪量和脂肪所占的比重也不相上下！這說明，習慣高脂肪飲食的人，透過提高身體的基礎代謝及能量消耗，來抵銷較高的脂肪攝入。

雖然有謹慎的脂肪攝取者，但熱力學定理依然起作用。里茲大學的高脂肪調查終於以科學方法證明，在食品包裝上標明卡路里含量，對個人來說，並無意義，而計算卡路里量也完全是白花力氣。不管每個人的情況多麼不同，能量攝入和消耗之間的不平衡，才是皮下脂肪堆積的原因。

在第十二章裡，我們還會再次討論到關於「低脂肪和減肥」的問題。關於「脂肪和體重增加」的關係，鑒於此類目前可用於科學研究的資料有限，只能說關係不大，而且和其他的影響因素相比，根本無足輕重。真正的謎底是，除了個人的基因條件之外，像脂肪攝入這樣的後天環境因素，對每個人的影響可能完全不同。

約翰‧布倫德爾在上面提到的那篇評論中建議，不要再把脂肪看作肥胖的「根源」，而是當作眾多的「危險因素」之一。這樣有個絕佳的好處，因為根據定義得出的危險因素，或多或少只顯示兩種現象之間統計數字上的密切關係，而實際上，並不一定能說明個別人士身上的問題。在這個人身上，這個因素是諸多病因之一，而在另一個人身上就不是。實際上，我們必須始終把吃東西本身，看作體重增加的危險因素。誰能完全或大部分消除這一危險，肯定不會發胖……

人要相對吃得過多，才會發胖，這一點已無可爭議，而和此相關的另一因素是能量消耗的相對過低。能「狼吞虎嚥」，要感謝我們的農業政策。令人欽佩的是，這個政策能不斷降低食品——或者說那些人們花錢買來吃進肚子的東西——的生產成本。現在是貿易在無情地操縱著價格，一定要便宜，才能賣得好。大量資金的投入於誘人的包裝和煽情的廣告，而消費者總會被牽著鼻子走。用這種方法，幾乎什麼都能賣得出去。您只消在超級市場排隊付款時，往別人的手推車裡看上一眼，就能知道現在大家都買些什麼亂七八糟的東西，而且還把它們吃進肚子裡！

在一九五〇年代，大家還將大約一半的收入消費在食品上，現在只有13%了。我們可以愈花愈少，吃的愈來愈舒服。不久前，就連德國衛生部長安德列婭‧費雪（Andrea Fischer）都對《南德日報》表示：「十九芬尼（約台幣三塊錢）一個雞蛋，太便宜了。」她指的是價格和食品質量的關係。「如果我

們只肯花十九芬尼買一個雞蛋，那它很可能是養雞場的雞下的蛋，雞吃的很可能是有問題的飼料。」她還說：「這種現象比比皆是，狂牛病也是如此。牛是吃草的，如果餵牠動物骨粉，就是違反自然。這也和我們願意花多少錢購買食品有關。」說得好，部長女士！分析狂牛病及其他食品衛生醜聞的根源和影響時，將消費心態也考慮在內。希望這位吃得不錯的女部長，在倡導課徵環保稅，以促進環保的同時，也能馬上意識到，身體的「燃料」，即食品的價格如果再不提高，過不了多久，持續激增的醫療衛生費用，就會漲到無法控制的地步。

在這種情況下，吃已經變成一種方便的「變相滿足」。壓力、挫折、苦惱、失戀、孤獨，這些都是影響我們感情狀態的外界刺激。吃可以使人平靜、滿足、改善心情，好像能把消極的情緒吃掉似的。固定的午餐時間，不時冒出來的小誘惑，加上當今奇特的飲食時尚，使我們無法真正感覺到什麼時候饑餓，什麼時候飽。如果只花少量的金錢，就能不管在白天、黑夜時，得到可口的東西吃，那也就不必奇怪，人們為什麼吃個不停，即使不餓，也一樣吃下去。

顯然，人類對這樣一個吃的天堂並沒有準備。在過去幾十萬年裡，人類剛剛好不容易適應了階段性靠少量食物維持生存的本領。因此，節省儲備，保存最佳能量，是一個生存的關鍵優勢，在進化過程中，這一特點深刻影響到我們的基因。從基因角度來看，一個人增肥比減肥要更自然、更簡單。

在「正常」的，也就是說原始的生存條件下，從有食慾、饑餓、充饑，到吃飽的過程，構成一個複雜的平衡系統，一方面迫使人類不斷去尋找食物，另一方面也保護了人類不致暴食傷身。這樣可以長期保持能量平衡，防止營養不良或營養過剩。但是，像如今這樣，胖子愈來愈多，就證明這個平衡已被破壞了。這使人體調節機能的負荷達到了極限。

原則上，人類根本沒有減肥的需求，因此我們也沒有促進減肥的基因。相反地，我們的遺傳因子想盡方法在阻止減重，反而在維持已經達到的體重。不斷增加的食物及熱量供給，和不斷下降的熱量需求，使得人體本身帶有某些基因「弱點」的能量調節機制不堪重負，以至出現這個無法掩飾的不平衡。

現在，我們接近問題的根本了。在這一點上，人類的身體就像汽車：體積大而重的，比小個子消耗的能量多，無論是空轉，還是行駛在鄉間公路上，在高速公路上就更明顯了。一個高大、肥胖的人，無論坐著、躺著，還是工作時，

都要比一個嬌小、纖細的人消耗更多能量。不管處於什麼原因，如果長時間攝入多於自身需要的熱量，只有兩種出路：一是增加活動，以提高運動量來消耗掉剩餘的熱量；二是——如果這前一種太麻煩的話——由身體自行解決這一不平衡。我們的身體會為自己增加一定的重量，使其消耗能量增加，以求和能量的攝入再次達到平衡。

惡性循環即由此開始。積存大量脂肪的人，往往血液中的脂肪濃度較高。肌肉和肝臟細胞持續被脂肪酸包圍，一段時間後，就變得對胰島素不敏感了。它們不再能從血液中吸收和燃燒足夠量的糖，這就形成了胰島素阻抗性。肌肉細胞只能燃燒脂肪酸，糖份則留存在血液中。因此，暫時的胰島素阻抗性原本是一種有益的生理反應，可以將多餘的脂肪燃燒掉。

像之前講過的那樣，由於饑餓或長時間體力負荷，使肌肉和肝臟細胞的糖份儲備緊張時，也會產生短時間的胰島素阻抗性。身體用這種方法節省寶貴的糖，以供應神經系統和紅血球，因為這些細胞只能依靠糖工作。

然而，暫時的緊急措施也可能會發展成「慢性」的胰島素阻抗性。事實是，這種慢性形式，在肥胖的人身上更為常見，尤其是腹腔內部脂肪堆積過多，同時長期缺少運動的人。

如果我們冷靜地觀察一下事實，便會發現，發達的科技人創造出一個讓人發胖的現代環境，人類的生活方式貪圖方便，缺乏運動，食品又十分豐富。體重增加，一開始是對這個環境的自然適應，進而由於其他不正確的習慣，如肌肉長期得不到鍛鍊等，人體的調節機能才會失靈。只要來自我們環境的這種病態影響還在日益加深，肥胖者的增加就不可避免。

要想廣泛地預防肥胖，就必須徹底改變我們自己造成的環境條件，改變我們的「好日子」。這種看似不切實際的設想，確實值得我們思考。接下來，我們要認識一下我們這個時代特有的物種——「沙發懶蟲」。

第五章
懶人早衰

這麼愜意的場面，我們再熟悉不過了：鬆弛的肉體深深陷進沙發裡，眼睛盯著電視螢幕；一手叼著香煙，另一隻手晃著一罐啤酒，遙控器暫時擱在鼓鼓的肚皮上。「老伴，再來一袋薯片吧。」他對太太說話時，眼睛眨都不眨一下，反正黃臉婆，看都已經不想再看啦！

我們的美國朋友叫他們「沙發懶蟲」（Couch-Patatoes）。他們在電視機前，一坐就是幾小時，不知不覺中，愈來愈胖，而且胰島素阻抗性也愈來愈強。可是這些人裡，有一半壓根不知道自己的命運。從肥胖和缺乏運動到胰島素阻抗性，從高胰島素血症到糖尿病，再從糖尿病到腿部截肢、失明或腎臟衰竭，最終乃至心肌梗塞或腦溢血。這就像一顆已經啟動的定時炸彈……

難道我們有資格嘲笑老美嗎？現在每個生活富裕的中歐人，平均每天也在電視機前坐上四個小時。在我們以文化之邦自居的古老歐洲，電視已成為工作之餘最重要的消遣，也是人們在閒暇時缺乏運動的主因。看電視和肥胖有著直接聯繫，儘管程度和影響不同，但後果卻是可怕的。

要想成為「沙發懶蟲」，愈早愈好。一項大規模的調查顯示，每天看電視五小時以上的兒童，肥胖的比例是那些不看，或較少看電視的兒童的五倍。許多父母用辛辛苦苦賺來的錢，在每個孩子的房間裡放一台自己的電視，這樣既省去他們走到客廳的這幾步路，也不必再為了看什麼節目而爭論不休。如果您的孩子還苗條，先不必擔心。如果小孩每天看五小時以上的電視，肥胖的可能性是有節制看電視孩子的八倍。

正在讀這本書的父母朋友們，也許有點擔心，想到今後對小孩不能再百依百順了。您可要當心，如今——至少在德國——孩子們的字典裡沒有「不」這個字，誰要是膽敢用這個字，等候他的可能是一場暴風雨。這時，您可能只有一個辦法：遞上一塊巧克力，雖然裡面盡是脂肪、糖和卡路里，但可以暫時堵上小傢伙的嘴巴，讓您清靜一會兒。但接下去怎麼辦呢？難道您相信，面對這個

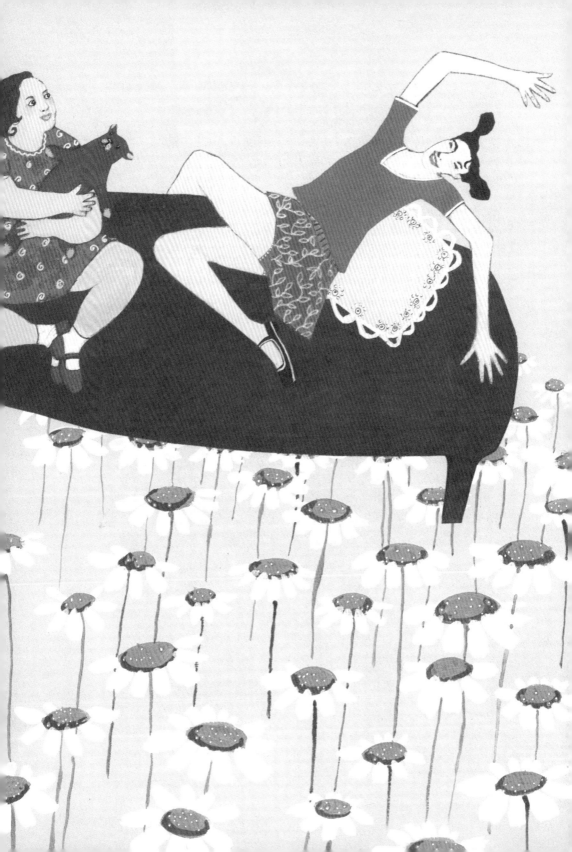

最重要的觀眾群,各家電視台會以高水準,卻傷腦筋的節目,取代豐厚的廣告收益?只要想一想,誰在黃金時間為哪一種商品作廣告,就可以明白。不動腦筋地呆看和機械麻木地亂吃是完美的組合。

人一旦發胖,發生胰島素阻抗性和糖尿病的危險,就比苗條的人高出許多。不僅成年人如此,兒童和少年也是如此。有很大程度上的傾向,青少年時期的肥胖能預示這種病變的發展。明尼蘇達大學的醫學研究工作者,觀察了近七百名從八到二十二歲兒童的成長過程,發現那些體重和脂肪比例增長過快的兒童,和那些身體質量指數隨正常發育增長的相比,空腹胰島素含量明顯偏高。

不是每個胖子都會有胰島素阻抗性,並發展成糖尿病。但為什麼這可能性如此之大,則有一個簡單的生理原因:人愈胖,身體必須產生的胰島素就愈多,它進入循環系統以維持正常的糖份代謝。因此胖人胰島腺中的 β 細胞總是處於緊張狀態下,直到它們耗盡能量,停止生產胰島素為止。

最近,美國弗蒙特州立大學的一項研究證明,瘦子也會發生這種情況。羅曼‧德弗夏克(Roman Dvorak)博士和他的研究人員,從一組具有代表性、體重正常的當地年輕婦女中,挑選出有胰島素阻抗性者。她們竟占了18%的比例。她們的平均體重指數為22屬於中等,按普遍的標準,絕對不能說胖。一般認為,一個人的身體質量指數超過25才稱得上過重。其餘對胰島素敏感的婦女,平均年齡和前一組相同,身體質量指數21 ,只稍瘦一點(如都是身高一公尺六十三,兩組的體重分別為五十九和五十七公斤。)

研究人員對所有人進行檢查。經過科學的分析,他們發現兩組之間存在明顯的差異:有胰島素阻抗性的婦女,雖然身體質量指數和另一組相近,但體內的脂肪比例偏高,而且多集中在腹腔和上身。為什麼呢?生活方式或許是這個難題的答案。有胰島素阻抗性的受試者和對胰島素敏感的相比,日常生活中的運動較少。從醫學角度看,重要的差別就由此產生,有胰島素阻抗性的一組婦女,各項代謝指數和典型的肥胖者相近:儘管她們還算苗條,血糖和血脂肪卻明顯偏高。由此可以看出,我們中間有不少「苗條的胖子」,只是沒有人看到他們身上潛伏的隱患。

親愛的讀者,您的體型是「蘋果型」,還是「梨型」?脂肪積存在身體的哪些部位,對您的健康而言,十分重要。長期以來,大家一直認為,隱藏在腹腔深處的脂肪,也稱為「內臟」脂肪,或「腹內」脂肪,對代謝系統構成嚴重的

威脅。這種脂肪組織由特別大的白色脂肪細胞組成，大部分聚集在腹腔內部的器官周圍。從基因方面來看，男性天生容易積存這種脂肪，而且這種脂肪分子在不良的生活方式下增長非常迅速，而且比女性身上的活躍一倍。除了缺乏運動之外，吸煙和酗酒也會加速所謂的「啤酒肚」生長。

這些「不良」細胞的特點是：在代謝過程中非常活躍，很容易受到類固醇激素的刺激而被破壞。它們能在短時間內釋放出大量的「自由脂肪酸」，這些脂肪進入血液後，直接到達肝臟和肌肉，能夠抑制葡萄糖的吸收。在肝臟，它們還同時減緩胰島素的排出。此外，它們還能促進糖和脂肪酸（三酸甘油酯）的產生和進入血液，增強血液凝結。

不久前，人們推測，造成不良影響的不只是內臟脂肪。經過進一步的詳細研究發現，整個腹部和上身的脂肪都有不良效應。因此，某種程度上有肚子——或者說得委婉一點，腰圍粗——的人，要比按照身體質量指數標準過重的人，健康受到的威脅更大。我們還發現，腿部肌肉中的脂肪堆積過多，也能導致產生胰島素阻抗性。

必須強調的是，雖然危及健康的因素這麼多，但我們不能說人體的基本構造和功能有問題。我們所提到的不良效應，如脂肪酸的影響，應該先被視為人體的正常反應。只有當人體的自我調節機無法應付長期的，而且往往是人為造成的不良生活方式，並徹底失去平衡時，問題才嚴重起來。造成糖份和胰島素代謝長期失衡，最重要的禍首就是缺乏運動。

肌肉工作時，主要以脂肪為能量來源。只有運動強度大時，才會靠消耗糖取得大部分能量。所以肌肉活動消耗能量高，同時消耗脂肪多。經常活動的，即受到鍛鍊的肌肉，代謝脂肪和糖的功能更加發達。透過鍛鍊，肌肉能夠在劇烈運動時，也相對消耗較多的脂肪。在這個過程中，肌肉細胞裡特別活躍的部份逐漸進入狀態。此外，肌肉細胞和最細小的血管——毛細血管的數量會增加，這些血管保障了充份的血液供應。

鍛鍊就好像是對細胞的能量燃燒器——粒腺體作調節，使它的功能和空間位置達到最佳狀態。在經過鍛鍊的肌肉裡，積存的脂肪直接和粒腺體連接，葡萄糖輸送系統也直接和細胞膜相連。這樣就能更加有效地從血液中吸收葡萄糖。一般來說，肌肉所獲得的葡萄糖，70%左右用於自身的消耗。相反地，在缺乏鍛鍊的肌肉裡，脂肪主要集中在細胞膜附近，這個位置使它們阻礙葡萄糖進入

肌肉細胞。肌肉細胞裡脂肪愈多，位置愈接近葡萄糖進入的區域，細胞吸收葡萄糖的功能就愈差，因而需要更多的胰島素。於是，人類就在這個以高血糖和高胰島素血症為特徵的惡性循環中，愈陷愈深。

解決問題的辦法就是運動肌肉。透過適當的肌肉負荷，運動量也不必超過稍嫌累人的一般家務勞動，細胞就能明顯地從血液中吸收更多糖份，製造更多細胞自身的糖分儲備——肝醣。令人驚訝的是，這時肌肉細胞竟然不必依賴胰島素的信號作用。這種現象的原因還不清楚，但可以肯定的是，人在運動後，從血液中吸收糖份時所需的胰島素並不是那麼多了。

另外，運動還對血壓、血脂肪和凝血產生有益的影響。最近的發現還證明，運動能促進血管壁上一種重要的物質——一氧化氮的產生，並改善其工作狀態。一氧化氮能鬆弛血管壁，進而有效地保持血管壁的正常運作。

在未知症候群問題上，體力活動相當重要，這點也愈來愈清楚。但第一次把這個問題徹底分析的，是美國達拉斯（Dalas）庫珀研究所（Cooper Institut）的史迪文·布萊爾（Steven Blair）教授領導的研究小組所做的最新調查。布萊爾致力向民眾灌輸這一認識：威脅健康的關鍵因素是缺乏運動，而不是肥胖本身。他為此提供了最好的科學證據。他本人又矮又胖，但「結實得像隻球鞋」，他喜歡在作報告時，向那些對他的身材和觀點都頗感訝異的聽眾這樣表示。也許正是自己的這個特點，給了他更大的動力。

他的研究小組在六年時間中，觀察了七千五百一十一名年齡從三十到七十歲不等的健康男子。在此期間，研究人員多次用跑步儀器檢測他們的體力狀態。這正是布萊爾的研究和其他大多數流行病學研究的不同之處，其他的調查研究往往只建立在受試者本人所提供的資訊基礎上，有不少人為了維持自己的形象，而在自己的資料裡摻進水份。

七千五百一十一名一開始完全健康的男子中，有五百九十三人在之後的六年裡，葡萄糖耐量發生異常。當他們把受試者根據他們的體力狀況分成三組時，發現不管體重如何，體力不佳的一組比體力最好的一組，發生葡萄糖耐量異常的機率高出70%。他們在統計中也考慮了所有能想到的其他附加影響因素，如年齡、是否吸煙、血脂肪含量等等。一部分受試者在短短幾年內，已經發展成為真正的糖尿病患者。體力不佳者比體力最好的，罹患糖尿病的機率高出260%！

這項嚴謹的調查應該能說服最頑固的懷疑論者：積極從事運動是保持健康的基礎。一方面，這能增加能量消耗，減少發胖的可能性，另外，還能把糖份代謝控制在正常範圍內。如果我們開始認真考慮，我們在生活中犯了哪些錯誤，那上述的認識可說是最為基礎和關鍵的。

我們為沙發懶蟲傷透腦筋，現在我來講講和他們截然相反的另一種人類：好動的人。請所有好動孩子的母親們注意：儘管他們上竄下跳，一刻也坐不住，讓您煩不勝煩，但就讓他們去好了。另一項關於胖人和瘦人之間區別的新調查發現，好動的人不容易發胖。在手腳不停、或長期無意識躁動不安的狀態下，人類的肌肉活動頻繁，和那些安靜、不愛動的同伴相比，他們每天能多消耗掉七百卡路里的熱量。因此，好動的人很容易「散發」掉攝入過多的熱量，不會讓脂肪堆積在體內。

在下面一章，我們將進一步觀察我們生活方式中另外幾個趨勢，儘管對它們的研究還未十分徹底，但這些趨勢對未知症候群的影響不可低估。

第六章
不要蠟燭兩頭燒

親愛的讀者，您有沒有遇到過沒有被拴住、正在齜牙咧嘴的獵狗？當牠在您面前時，您有沒有聽到牠那嗚嗚的吼聲，牠那齒牙碰撞的聲音？是狗的主人及時趕來相救，還是您自己想辦法化險為夷？我的家鄉慕尼黑有個英國公園，裡面就有許多這樣的狗到處亂跑。每次我都會想，還好狗不會爬樹！但還是說說您的親身經歷吧，當時的情況如何？您還能不能回憶起那種全身戰慄、冷汗直流的感覺？腿部肌肉不由自主地緊張起來，呼吸急促，口乾舌燥，心跳加劇。當狗的男主人或女主人終於出現，親密地愛撫著自己的寵物，重新把牠拴好後，您的脈搏和繃緊的神經花了多久的時間才慢慢平靜下來？

以上是一堂生動的生物學基礎課程，也是一個人種學上絕佳的心理實驗，只不過實驗的對象是人而已。我們可以實實在在深刻體驗到，那麼一點壓力在體內會產生什麼作用！的確，有人在碰上這種遭遇時，嚇得暈倒，甚至一命嗚呼。其實，在日常生活中，您那可愛的老闆或伴侶也會帶給您十足的壓力。這當然跟前一種壓力完全不同，是種察覺不到的、狡猾的、一點一滴的……．

一個著名的昂格魯-薩克遜人曾經說過：「壓力可以殺人。」那時，他可能還沒意識到，自己的話是正確無比。不要以為我又翻出一個沒有根據的舊觀念，繼續在老生常談，這是千真萬確的。我建議所有對這感興趣和持懷疑態度的人，要讀一讀美國哥倫比亞大學和杜克大學的羅贊斯基（Rodzanski）、布魯門塔（Blumenthal）和卡普蘭（Kaplan）三位教授，在一九九一年發表在美國心臟醫學會（American Heart Association）會刊《循環》（Circulation）上的一篇學術文章。他們研究個案的數量和質量，資料的整理和結果的一致性，足以令營養學權威和傳統療法的郎中們汗顏。

壓力和未知症候群有什麼關係呢？我必須承認，這是一個十分錯綜複雜，至今尚未完全釐清的問題。但目前最基本的關係已經清楚呈現出來，所有對未知症候群感興趣的讀者清注意了，整個過程大致如下：

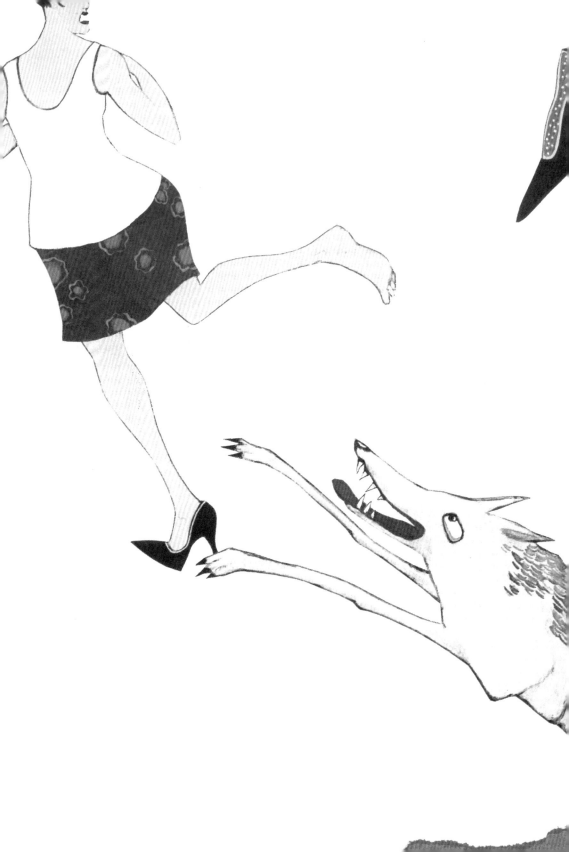

當遇到過度的精神和心理壓力或者威脅時，身體會在緊急情況下，迅速做出必要和正確的反應——壓力反應：專家們稱之為「抵抗，還是逃避」（Fight or Flight）——是壯起膽和獵狗對峙，還是逃之夭夭。當您的大腦還在尋找其他可行的辦法時，您的身體早已做好準備。您的各種感覺器官所傳遞的資訊已經送達大腦的下丘腦：「尖利的牙齒！可怕的咆哮聲！兇猛的動物！沒有援助！無處可藏！」下視丘馬上分泌出一種促腎上腺皮質釋放激素（CRH. Corticotropin-Releasing-Hormone）。這種激素向下滲透到神經中樞的腦垂體，促使它分泌另一種激素——促腎上腺皮質激素（ACTH. Adrenocorticotropes Hormone）。這種激素進入血管到達腎上腺，使之排出大量的皮質類固醇（Cortisol）進入血液系統。

說時遲，那時快，轉眼間您已經接受了如此大劑量的「興奮劑」，如果不是礙於某種言行舉止，您早已作好準備，要憑直覺行事了。試想一下，如果我們是在石器時代，您肯定會隨身帶一根棒子當作武器，您可以用它痛擊惡狗和牠的主人，如果他們敢對您的舉動有所指責的話。萬一狗主人是個大塊頭，您也可以溜之大吉，您的身體在這段時間內，都會隨時做好走為上策的準備。

分泌皮質類固醇是應付整個壓力情況反應機制的一部分，會使您的身體做好抵抗或逃跑的準備。除此之外，另一些激素，像生長激素和某些性激素，在這個過程中也會相互作用。這個複雜的生理現象，我不想在此多說，我只提一下和未知症候群直接有關的幾點。

皮質類固醇能促使脂肪細胞中的脂肪沈澱，使細胞吸收糖份時，降低對胰島素的敏感性，而從蛋白質合成葡萄糖。因此皮質類固醇會使血糖升高，同時血壓也升高，血液凝結的傾向增強。如果皮質類固醇濃度達到一定高度，體內各種必要的調整也完成後，通常皮質類固醇本身會透過一個有效的逆向機制，阻止這個過程的進一步發展，以避免反應過度激烈和不必要的損害。釋放類固醇激素最好的辦法，是將之前作好的準備付諸實施：逃跑、抵抗或相對的體力活動。如果您只能在心裡咬牙切齒，必須將怒火強壓下去，類固醇激素便還會在血液中停留較長的時間。

慢性壓力則是另一種情況。隨著時間的推移，逆向的抑制作用漸漸失靈，循環系統中總是有過多的皮質類固

醇。這樣一方面會形成長期的胰島素阻抗性，另一方面皮質類固醇會對體內脂肪的分配，有持續的影響。由於腹腔內部有大量的神經和血管及特殊的管道，這這裡的脂肪細胞便特別容易受到類固醇激素的影響。在慢性壓力的情況下，這些細胞優先獲得營養，於是脂肪組織逐漸從四肢轉移向軀幹，進入腹部和上體的皮下、頸部和面部。結果是一個大肚子架在瘦瘦的臀部上，手臂腿腳瘦小細弱。

壓力的效應還能透過人體實驗清楚顯示出來。在我們的文明社會裡，可以在壓力實驗室裡透過數學演算、雜音、燈光等等來測試。為了在檢測血液中的類固醇激素時，儘量排除壓力的干擾，有些聰明人士想出一個方法：測量唾液中的皮質類固醇，再推出血液中皮質類固醇的濃度。驗血的辦法不合適，因為僅僅一個針頭，就足以讓人心驚膽戰、渾身緊張，得出的結果，誤差一定太大。用這種檢測唾液的方法，一定能漸漸找出我們今日生活中最大的「壓力源」。到時，肯定有人會驚訝不已。可以想像，到時會有另一種居家使用的皮質類固醇試紙的實際方法：「親愛的，你看因為你，我又出現紅色的警訊啦！」

對許多人來說，日常工作便是最大的壓力來源。今天，我們的生活已經完全跟著經濟在轉。重要的是生產效率，時間就意味著金錢。對於大人物來說，這關係到全球經濟競爭中的生存。誰能迅速提供價廉物美的產品，誰就是贏家。這意味著，如果不能實現完全的「無人化」，也要透過自動化和電腦控制，儘量減少工作人員。愈來愈少的工人，生產出愈來愈多的商品。對工人來說，他們愈來愈不瞭解自己的工作程序，對工作也沒有積極性。

隨著成功的企業精神帶來的效率和活力，我們在職工身上看到的，卻是自我實現受到約束和自主意識的喪失。這是我們這個時代最大的壓力來源之一，尤其對婦女來說，也是導致營養過剩和肥胖的重要因素之一隨著家庭結構的解體，這一切也進一步惡化。家裡還有沒有人，可以和你溝通交流？即使有，他們這時是不是正有其他更重要的電視節目，例如每集必看的肥皂劇要看？我們到底為什麼加班、論件計酬、上週末班、上夜班，來拼命賺錢？因為有人讓他們相信，金錢和消費是最重要的生活目標。今天和幾年前相比，只需一半的工人就能生產出三倍的作品。而工人們接受了，因為他們得到了雙倍的報酬。這樣一來，誰都沒有時間，老闆沒有時間給職工，售貨員沒有時間給顧客，父母沒有時間給孩子。就連家庭生活，也成了閒暇時的壓力來源。

瑞典哥特堡（Goeteborg）大學心肺科的佩爾・比揚托普（Per Bjoerntorp）教授，透過唾液測定皮質類固醇的方法首次證明，那些在工作中經常處於壓力狀態下的人，他們開始對壓力的反應是正常、健康的，但隨著時間的推移，逐漸變成一種病態反應。由於神經系統不斷受到過度刺激，身體的協調機能負荷過重。隨著皮質類固醇分泌的增加，會出現典型胰島素阻抗性的症狀——高血壓、高血糖、高血脂肪、腹部脂肪堆積增加。如果長時間處於這樣高度的壓力狀態之下，甚至會導致正常的皮質類固醇反應完全癱瘓，結果造成「心力憔悴症候群」（Burn-Out-Syndrome），身心憔悴的人精神抑鬱，沒有動力，容易生病。

比揚托普教授認為，這個因果關係可以充分解釋，為什麼肥胖和心臟及循環系統疾病，多半發生在較低的社會階層中。這些人的工作環境多半欠佳，工作程序死板，較少有自主性，另外這些人中，有很多人的家庭不健全這種情況下，胰島素阻抗性發展得更加快速。

那些在工作和生活方式等方面，正在快速追趕西方的國家，像中國，情況又是如何呢？當他們為了夢想實現西方式的美好生活，而努力創造物質樂園時，同樣的情況在他們身上也發生了：精簡人員、童工、心理壓力、皮質類固醇濃度過高、胰島素含量過高、肥胖和糖尿病患者愈來愈多。

現代社會中，另外兩個對抗壓力最重要的方式——吸煙和酗酒，同樣會導致胰島素阻抗性的形成：吸煙者患未知症候群的機率，幾乎是不吸煙者的六倍。

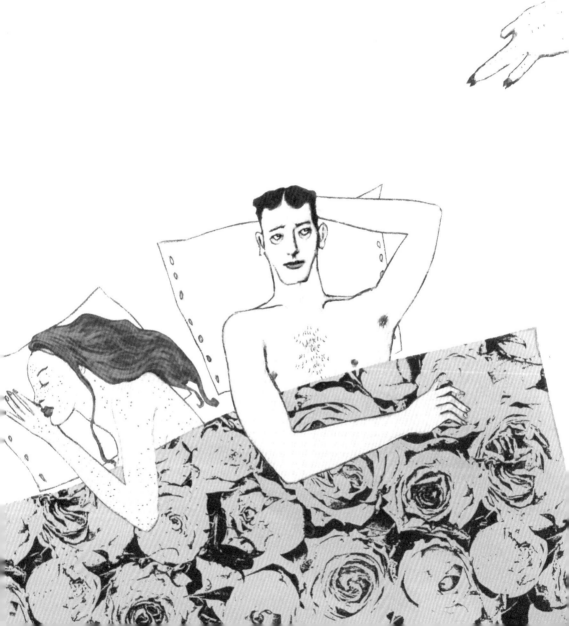

第七章
失眠有損健康

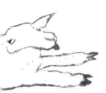

理論上，每個人一生中的1/3是在睡眠中度過的。「多大的損失呀！」有些活力充沛的企管界菁英歎息道。他們推崇少睡覺，並宣揚一個人一天只睡四、五個小時就夠了，只有這樣才精力旺盛、衝勁十足。他們以此塑造自己充滿活力、精明幹練的形象。這種裝模作樣，或許會鼓勵某些人如法炮製。但實際上，在今天這個貿易全球化和國際越洋飛行家常便飯的時代，老闆們也要求你要「廢寢忘食」，在他們看來，這是正常的。於是員工們加班、熬夜、交替輪班，成了理所當然的事。上夜班的工人，每天平均睡眠少於五個小時。下班回家後，還有許多不可免的業餘「功課」，電視從早到晚一直開著，不看也得看。一九一〇年時，人類的平均睡眠時間還是九個小時，今天則只有七點五個小時了，這樣才有更多的時間去承受工作和娛樂帶來的壓力。

另一些人卻是一心想睡個好覺，偏偏睡不著。一項最新的研究，調查了二萬名德國、法國、英國、義大利、葡萄牙和丹麥的受訪者，結果發現1/4的人睡眠不好，其中一半都是慢性的。2/3的失眠者，日復一日受這種折磨已達五年以上。這種失眠症，只有親身經歷過的人——只要有過一次連續幾天睡不好覺——才能體會到是什麼滋味。大家只覺得精疲力盡，只要能好好睡上一會，做什麼都願意。為了迫使倔強的人就範，最折磨人、也最有效的刑罰之一，就是長時間不讓他睡覺，這是有其道理的。

事實證明，睡眠不足也影響腦力的效率。根據美國睡眠專家馬克‧羅斯金（Mark Rosekind）的一項調查，如果持續縮短睡眠時間，大腦工作效率急遽下降：平均只睡六小時的人，工作效率低13％，睡五小時的人效率低43％，而只睡四小時的人效率更是低62％。

至今已經有過許多調查，研究睡眠時間對智力的影響。這也形成了一種錯覺，似乎睡眠主要在於保持精神狀態，對身體來說，卻是較為次要的。也許令

人難以相信，這些研究中，沒有一項調查了缺乏睡眠對代謝調節和激素分泌的影響。這個空白最近才被填補起來。

芝加哥大學醫學系的三位女性研究工作者，卡林·斯比格（Karine Spiegel）、雷切爾·勒普洛（Rachel Leproult）和伊芙·凡柯特（Eve van Cauter）將十一位年齡從十八到二十七歲之間的健康男性受試者，請進了實驗室。連續十六個晚上，他們按照不同的規定時間睡覺。前三個夜晚，他們可以睡上八個小時，從晚上十一點到早上六點。接下來的六個晚上，他們直到半夜一點才能上床，四個小時之後，清晨五點時，又被準時叫醒。經過這個睡眠不足的階段後，他們有七個晚上，能夠睡上十二個小時，從晚上九點到早上九點。

一開始，固定在身上的那些管線，可能讓人有點不適應。不過只有這樣，才能科學性地測出準確的睡眠時間和其他身體狀態的資料。他們醒著的時候，可以吃東西、看電視，在電腦上工作、遊戲，或者和別的受試者及研究人員談話，唯獨不能睡覺，這是嚴格監控著的。有少數幾天，他們被允許離開實驗室，但手腕要上戴一個活動測量儀，以防止他們找個公園長椅，或到善解人意的情人家裡去補上一覺。因此，作弊是不可能的。

在最初的幾個晚上，儘管有礙手礙腳的管線，他們實際的平均睡眠時間仍有七小時十四分。接下來，在被強迫剝奪睡眠的日子裡，平均睡眠時間是三小時四十九分。然後，在休息階段又能好好睡上九小時三分。受試者們達到了預期的睡眠時間。

當研究人員檢測血糖和胰島素反應時，發現了有趣的結果。睡眠不足的階段中，受試者在攝入碳水化合物後，血糖迅速升高。而他們體內胰島素對碳水化合物的反應，卻比睡眠充足時低了30％。連不依賴胰島素的糖份吸收，也降低了30％。因此，血糖進入肌肉和肝臟細胞的過程被嚴重拖延住了。睡眠不足時，糖份離開血液的速度比休息階段慢了40％。從激素測試可以看出，交感神經系統長時間處於亢奮狀態。睡眠不足的日子裡，皮質類固醇的濃度也明顯升高，這一濃度在白天下降的速度比正常情況下，慢六到七倍。

這些首次被記錄的身體反應和測得的資料，與有胰島素阻抗性的糖尿病患者情況十分吻合！這些健康的小伙子在僅僅經歷了六天睡眠不足四小時後，就出現了這種情況，可以想像一下，如果長年累月只睡四個小時，他們的激素、血

壓、脂肪和糖份代謝及凝血系統會發生什麼變化。而我們之中大多數的人，的確不得不按著這樣的作息時間生活。另外，如果再給這些健康的年輕人一個充滿壓力的工作環境，故意製造點緊張的人際關係，家裡有個處處不滿的生活伴侶，下班後總要對老公發洩一下自己的鬱悶，那他的情況就可想而知了。

最新的研究表明，長期在睡眠中出現呼吸障礙，即所謂的「呼吸暫停」，是會提高高血壓和胰島素阻抗性發生的可能性。也許睡眠不足，正是我們這個時代的致命問題？根據二○○○年第五期的《明鏡》週刊引用的一項研究資料，德國決策階層中85%的人有失眠、胃病、心率失常，75%的人高血脂肪，1/3的人過重。看來，健康保衛戰應該從床上開始。

在這個實驗中，受試者在九小時睡眠後，身體的各項指數達到最佳狀態。一直被認為充足睡眠標準的八小時，對養份和健康都還不夠。據說偉大的天才，像愛因斯坦和發明電燈泡的愛迪生都喜歡睡懶覺。可以想像，對某些力不從心的經理來說，睡個好覺是個有效的辦法。也許，將來公司面臨經營危機，或兼併威脅時，口號不應該是「堅持觀望」，而是「睡個好覺」。

第八章
享受陽光，別等夜晚降臨

　　一個全身隱藏在黑色長袍和頭巾裡的回教女子和一個西裝革履的企業經理有麼相同之處？有一點：他們都難得直接曬到太陽！商人們的生活，基本上是在飯店、會議室、計程車、機場和餐館裡度過的。即使他們偶爾去運動一下，也是在裝有空調的健身中心裡。「那又怎麼樣呢？太陽曬多了，本來就不健康！」有人也許會這麼說。

　　眼前又有一股新的時尚風潮從美國吹到歐洲，同樣狂熱，缺少理性判斷，也就是出於對皮膚癌的恐懼，大家根本不敢出門暴露在陽光下。對此，我要大聲疾呼：「總統先生，請把帕拉塞蘇斯（Paracelsus）的著作列入美國人民的必讀書籍！」這位十六世紀的醫學家和哲學家，發現了生命活動中的化學原理。

　　沒有陽光，人就會生病。對此，我們的骨骼提供了最好的見證。十九世紀上半葉的工業化時期，工廠煙囪冒出的濃煙，讓許多英國人罹患了軟骨病。英國的冬天本來白天就短，陽光已經很少了。英國人皮膚顏色淺，對陽光敏感，絕非偶然，而是有著重要的彌補作用。同樣的，還有膚色更淺的斯堪的那維亞人，我們把他們稱為「北方的陽光」，其實頗為矛盾，因為那裡的夏季多雨，並不是充滿陽光。

　　沒有陽光，就沒有維他命D，沒有維他命D，就沒有健康的骨骼！維他命D是在皮膚裡，由大名鼎鼎的膽固醇轉化而來的，前提是皮膚能夠得到陽光的直接照射。

　　如果沒有陽光，就只能從食物中攝取維他命D。這可不像聽起來那麼簡單。真正富含這種維他命的食物來源，只有某些脂肪含量高的魚類。「張開嘴，捏住鼻子，乖乖往下嚥！」您小時候也為了預防軟骨病，吞過魚肝油？那味道真是難以下嚥，但確實有效。其他維他命D的來源，基本上也都是動物性的食物，如牛奶、蛋、乳酪之類。而身為有教養、有健康意識的美國人或歐洲人的我們都知道，這些東西最好不吃。因為有人警告說，這些東西會導致心肌梗

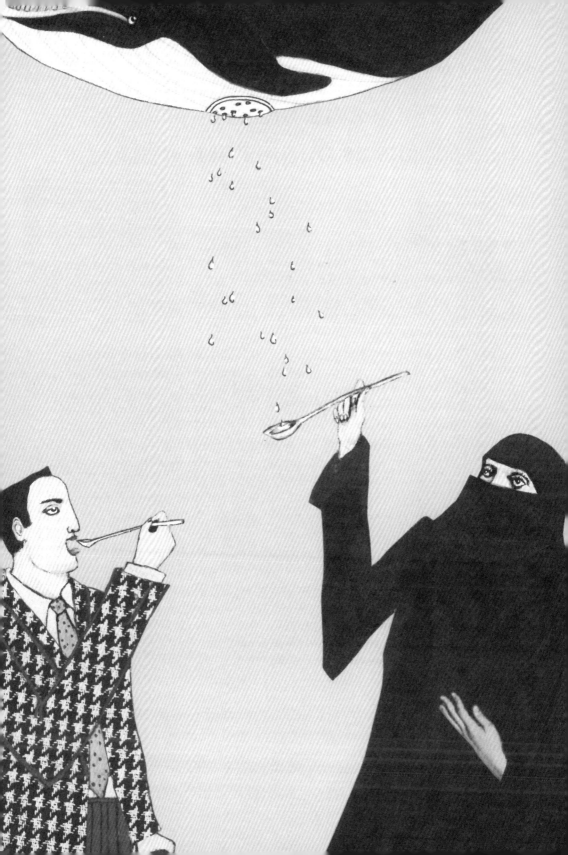

塞。我們在後面的章節，還會提到另外一種含脂肪較少的維他命D來源，它至今還未引起人們的重視。

由於這一自然法則，黑人和膚色較深的人移民在陽光稀少的北方，日子就不太好過。他們的皮膚本來就善於阻擋陽光，多雲少晴的氣候和拘謹的服裝規定又加上一道防護。生活在英國的印度人、巴基斯坦人和孟加拉人缺乏維他命D特別嚴重。

現在言歸正傳，幾年前，人們才發現胰島腺中的 β 細胞，需要維他命D來製造胰島素。維他命D愈豐富，胰島素的分泌就愈旺盛。反之，如果維他命D不足，胰島素的分泌就會枯竭。因此，研究一下維他命D的供給和糖份代謝失調頻率間的關係，就很有意義。近幾年開始著手進行的這一研究，已取得了顯著的結果。倫敦皇家醫學院的布雪（Boucher）教授，據此提出了「布雪假說」：維他命D供應不足，是引起未知症候群的重要因素之一。

許多事實都以不同程度地證明了這一假設。難得走出房門的老年人，缺乏維他命D非常普遍。歐洲和北美有色人種的糖尿病發病率較高，也值得注意。居住在倫敦的孟加拉人，糖尿病發病率比白種人高四到五倍。他們中間的軟骨症——一種發生在成年人身上，因缺乏維他命D而引起的典型骨骼變形——發病率也非常高。回教婦女一年到頭，把自己包得嚴嚴實實，一直缺乏維他命D。至少在夏季，回教男子的維他命D含量仍屬正常。這些生活在英國的南亞移民，心肌梗塞發病率是全世界最高的，儘管他們當中許多人是素食者。

我們掌握的其他證據也愈來愈多。維他命D的供應狀況愈好，細胞對胰島素的敏感性就愈強，這和年齡、脂肪堆積程度及是否過重無關。反之，維他命D的供應狀況愈差，胰島素阻抗性就愈強。維他命D的供應狀況愈好，血壓和血脂肪也愈低。與這相對的一項分析研究表明，世界上接受陽光最少的北歐人，平均膽固醇含量最高。那法國南部和其他地中海地區的居民，儘管大吃肉、蛋和乳酪，心肌梗塞的發病率在西方國家中卻最低，也就不是那麼令人不解的矛盾了。

其他和此相關的有趣事例還很多，我不想在此一一列舉，而僅限於其中已有定論的那些例子。維他命D的假說雖然頗吸引人，其研究卻仍處於初級階段。

在我們得到更多認識之前，至少應該想一想，這樣的生活是不是健康的：白天，整天待在辦公室裡，晚上下班後，坐電梯來到地下停車場，駕駛著密閉

的、帶著遮陽板的冷氣汽車回到公寓或者健身中心的地下停車場，然後，在夜晚的街區，或在跑步健身器上慢跑三小時。我們都知道，運動有益健康，不過我們也許不該等到太陽下山後。

第九章
欺負小傢伙

九九三年，當我在倫敦的一個小型專家討論會上，第一次聽到大衛‧巴克（David Barker）的報告時，真是又驚又喜。他批駁了形成心肌梗塞的「脂肪說」，我認為他說得十分有理。而真正吸引我的，是他那突破性的論據。當時他的推論如下：「重要的是，嬰兒在出生時要又大又壯，並在最初的幾年發育良好，這樣就有抵抗心肌梗塞的良好基礎。」我聽了這話，心中暗喜，我自己在出生時足足有十磅重呢！

報告的人一定看到了我的喜形於色，所以在會議休息時，走過來和我聊天。他說：「其實這根本不是什麼新鮮事。您可以問問養豬的農戶，如果想得到健康強壯的豬仔，他會怎麼做？他一定會照料好母豬，餵牠最好的飼料，像對孕婦一樣悉心照料。說實話，我認為在營養心理學方面，獸醫營養專家們比我們這些人類營養專家們，明白得多！」

但是嬰兒的大小、母豬的照養，為什麼會對心肌梗塞的發生產生影響呢？我有沒有聽錯呢？這種念頭，是不是有點異想天開？

一切是這樣開始的。這位於英格蘭南安普敦（Southampton）醫院MRC環境流行病研究所工作的流行病學家，有一次在查閱官方統計資料時，注意到在英國，那些本世紀初嬰兒死亡率很高的地區，人們死於心肌梗塞的比例也很高。這顯然是個矛盾，嬰兒死亡率高是貧困的標誌，而心肌梗塞則是當時的富人疾病。當他進一步深入這個問題時，從畜牧業方面得到了啟示。在牲畜飼養中，他們長久以來都清楚，出生時的體重和日後的健康狀況有密切關係。

於是巴克和他的研究小組開始想到，應該調查一下人類出生時的體質和日後出現的各種器官老化疾病間的關係。如何調查呢？進入產房，測量新生兒的身高體重，等到五、六十年後，再去調查他們的疾病或死亡原因嗎？但這幾乎不可能。

他想到一個絕妙的點子。因為總有一些以前的記錄會保留下來，所以他們動

員了一位牛津大學的歷史學家，長年累月在塵封的閣樓和發霉的儲藏室裡找尋，結果真的找到了他們所要的東西。

赫特福德郡（Hertfordshire）一位有先見之明的助產士，細心地記錄了從一九一一年到一九四五年在赫特福德郡和舍菲爾德（Sheffield）出生的數萬名嬰兒的姓名、體重、身高、腹圍和頭圍，都登記在一個厚厚的本子裡，現在只需找到曾有過這些記錄的人，調查他們的健康狀況和死亡原因。

調查結果明顯出人意外：雖然是足月出生，但在母體中發育不好、個子很小的嬰兒，日後發生胰島素阻抗性及葡萄糖耐量過低的人非常多，而且他們罹患高血壓、凝血度過高、高血脂肪的比例，及死於心肌梗塞和腦血管梗塞的比例都比較高。從胎盤或頭顱大小來看，個子太瘦小的嬰兒也一樣。另外，即使出生時體重正常，但在出生後初期體重增加低於平均水準的嬰兒也有同樣的命運。反之，那些出生時最重，在頭一年發育最快的嬰兒，日後各項指數的狀況最佳，心肌梗塞的死亡率也最低。這些令人吃驚的相互關係，從統計數字來看非常明顯，而且和受試者的社會地位、是否吸煙及其他生活方式的差異無關。

人未出生時，母親的生活對腹中胎兒的發育有直接影響。胎盤和胎兒長期激素分泌失調，會導致胎兒的器官發育不正常和功能障礙。從動物實驗中，我們知道，因為血液中皮質類固醇的分解需要一種特殊的酵素，如果母親從飲食中攝取不到足夠的蛋白質，胎盤中就會缺少這種酵素。這種類固醇激素會進入胎兒的循環系統，進而影響嬰兒早期的激素調節，留下先天的不良癥狀。胰島素的分泌又如何呢？胰島素在胎兒體內的作用，在於控制營養物質吸收的增長速度。母體內缺少了蛋白質會引起葡萄糖及胰島素的代謝失常，這也就是為什麼瘦小、體重過輕、發育不足的嬰兒長大後，到了老年會有許多人罹患胰島素依賴型糖尿病。。

嬰兒早期發育對健康的影響，還有一個眾所周知的例子，這就是軟骨病，其起因是新生兒早期發育時期缺乏一種營養物質所致。骨骼一旦變形，就無法恢復，將伴隨患者一生。

近幾年來，人們特別了研究了鐵和鋅的作用。如果母親攝入這兩種微量元素不足，會影響到胎兒的發育，導致生長過緩。嬰幼兒這兩種元素攝入不足，也將延緩發育。鐵和鋅的最佳來源是什麼呢？是肉類，紅色的肌肉，而這種「不健康」的肉，許多母親早已不吃了……

按照巴克的理論，一般性的營養缺乏和嚴重的營養不良，會使胎兒的發育進入一種迫不得已的應急狀態。此時，最重要的是大腦的發育。所以，必要的營養物質首先要供應給大腦，剩下的才分配給身體的其他部位。如果將已經不足的營養物質平均分配，胎兒將無法存活。營養物質如此分配，吃虧的是內臟器官，像肝臟、胰島腺。發育不良的器官，細胞功能也差，會影響日後的代謝功能。

妊娠期間營養物質的缺乏，不僅會導致新生兒的體重不足，甚至從胎盤比例來看，體重不足或體積太小，而且發育不良或功能失常的器官在長大成人後，特別是在肥胖和緊張的負荷下，會無法正常工作。結果是代謝失調，導致胰島素阻抗性、高血壓或高膽固醇和糖尿病的發生。

這也許可以解釋，為什麼印度的心肌梗塞發病率如此之高。由於這裡許多人生活在貧困中，缺少食物，此外，印度婦女的生活環境很差。在此，我提出一個新的解決方法：對未來的母親要用心呵護，尤其要讓她們吃得好。而我們中間那些自我意識強烈的現代婦女，想要兼顧家庭和事業，直到產前還在工作，分娩後，又盡早恢復上班，平常沒有時間，就買半成品回家熱一下，以此解決一頓飯。她們的孩子未來又會如何呢？

大衛・巴克一開始受到嘲笑，後來甚至遭到討伐。然而俗話說，好戲還在後頭……。近年來，美國、北歐和印度的研究紛紛證實了巴克的發現。對此，已經沒有任何疑問，就連他多年以來的批評者，也不再否認：母體對胎兒的影響，及新生兒在最初幾個月受到環境的影響，對成人的健康相當重要。現在，還有一個問題：這對我們基因的影響到底有多大呢？

巴克的突破性發現，已經受到廣泛重視。他所闡述的理論被稱為「巴克理論」或「顯型節約」（thrifty phenotype）理論，如果譯成通俗的說法，可稱之為「功能齊備的儲存模式」，指出這現象生物學上的意義：一切以生存為考量，在饑荒年代，有病或活得短一些，總比讓整個人類滅絕要好。

第十章
基因的承受度

我們受環境的影響到底有多少，而基因所佔的比重又是多少？關於未知症候群的探討，也無法避免這個爭論已久的問題。事實是，我們現在的基因已經歷滄桑，而我們的環境卻幾乎每天都在變化……

根據新的科學推測，從低等原始、不會思考的單細胞生物，到今天擁有智慧、情感和文明的人類，生物進化經歷了四十億年的時間。三、四百萬年前，我們生活在非洲熱帶叢林中的祖先，終於下定決心，不再和猿猴們為伍，而是來到地面上，開拓自己的生存空間。又過了兩百萬年，我們的遠親——能人（Homo habilis）才出現在歷史舞臺上，他們已能製造石器工具。最先開始狩獵的是能人，還是他們的後代——生活在一百六十萬年之後的直立人（Homo erectus），古人類學家們還在爭論。又過了大約一百五十五萬年，我們的直系祖先——智人（Homo sapiens）才粉墨登場。最後五萬年和整個漫長的進化歷史相比，簡直就像彈指之間。

著名的遺傳學家，美國密西根大學的詹姆斯·尼爾（James Neel）利用最現代的科技，比較了今天人類和黑猩猩的基因密碼。結果令人吃驚，黑猩猩和當今人類的遺傳信息載體的數量，只相差1.6%！難以相信，我們和猿猴多麼相近！

我們和石器時代祖先的遺傳基因，基本上是一致的，堅信這一點的不僅是尼爾教授一個人。這意味著，我們今天的遺傳基因是在數百萬年優勝劣敗的進化過程中，為適應當時原始的自然環境所形成的生存優勢。西元二〇〇〇的今天，我們所攜帶的基因，和五萬年前我們的祖先是一樣的。這些基因當時為他們提供了最佳的生存基礎。雖然，基因的發展總是力求適應環境，但這種轉變往往需要幾百萬年的時間。以前，當人類祖先年復一年只在叢林裡徘徊時，這自然不是什麼大問題。但近幾百年中，我們生存的環境以驚人的速度發生了巨變。世界上沒有任何一種基因的發展，能夠跟上這種速度。

我們雖然說，亞當和夏娃生活在天堂裡，不過我相信，人類始祖的日子並不比我們今天的好過。生活在現代社會的人類，每天要對付的是汽車長龍、建築叢林，及商場上種種競爭激烈的陷阱和猛獸，偶爾也會在自助餐混戰中，弄得鼻青臉腫。而我們祖先面對的主要敵人，則是微生物和病毒。當然也有真正的毒蟲猛獸，不過以人類的聰明，避開它們並不難。

　　在亞當和夏娃被逐出伊甸園之後很久，大約二百五十萬年前，不僅蘋果難尋，其他的食物也愈來愈少。氣候愈變愈冷，以至看不到植物的果實——冰河期降臨了，而且氣候愈來愈乾燥。我們的祖先為了生存，只能地上長什麼就吃什麼。有的季節裡，什麼也不生長，或即使只生長一點，也還有別的饑餓動物在虎視眈眈，牠們往往行動更為敏捷，牙齒更為尖利。所以要時刻小心，以免成為其他動物的大餐。

　　於是，我們的祖先不得不經常忍饑挨餓。一直在饑餓中，一直在尋找食物，又要提防自己不被吃掉，這可真的不是什麼天堂樂園。而且沒人知道，下一次什麼時候才能再把肚子填飽。地下食品儲藏室那時還沒發明，唯一的「存貨」是臀部積累的一點點脂肪。根據所積累脂肪的多少，挨餓時，有人能堅持較長的時間，有人短一點。在缺乏食物的時候，不僅儲備的脂肪被消耗，而且肌肉也被「裁減」，以提供能量，對於狩獵和採集來說，這是非常不利的。

　　這時，我們的身體消耗脂肪和肌肉的比例是相同的，這絕非偶然，這是可以提高我們生存的機會。如果我們在脂肪和蛋白質中，只消耗其中一種，就會很快耗盡這種維持生命所需的物質，更早一步接近死亡。肋骨上的肥肉愈多，就能存活得愈長，因為消耗脂肪，可以有效延緩致命的蛋白質損失。

　　由於脂肪在生存競爭中有如此關鍵的作用，在數十萬年時間裡，自然而然形成一個結果：誰能積存大量的儲備，在饑餓時期損失的體重和身體成份較少，在當時的環境裡，生存力就較強。給未知症候群命名的史丹福大學的傑羅德‧李文教授確信：在饑餓時期，維持肌肉強健，是個決定性的因素。他解釋道：「如果您和我是兩個穴居原始人，而您竟然愚蠢地減少自己的肌肉，當有一頭鹿從我們身邊跑過，或者我們身後有野獸在追趕我們時，您就可能是失敗者，而我是勝利者，因為我還有肌肉，您卻沒有力量捕獲獵物，或者逃生。」

　　在漫長的歲月裡，我們祖先中那些傾向於積存皮下脂肪的，漸漸取代了那些容易被饑餓拖垮的瘦子。後者不但由於身體孱弱，無法抵禦各種自然界的敵

人，而且繁殖能力也不強，沒辦法讓自己的基因傳宗接代。這就是為什麼今天有那麼多的人，容易在耶誕節假期時，因為大飽口福而增加幾磅的重量，之後卻再也減不掉了。我們體內的生物遺傳「軟體」裡，沒有減肥這個程式的。

我所說的上述現象，在專業術語中稱為「顯型節約」（thrifty genotype），用一般的話來說叫「善於囤積的儲存模式」（見第九章）。這個特殊的遺傳基因特徵，在食物匱乏的年代是一種生存優勢，而今天，我們生活的自然環境已面目全非，人類二十四小時可以隨時飽餐一頓，這反而就成了壞事。

毫無疑問，這個理論基本上是正確的，但在細節上，卻有許多疑問。例如在用它來解釋，為什麼某些民族在當今西方生活方式下，有嚴重的肥胖問題，而且糖尿病發病率特別高。最著名的例子是生活在美國亞利桑納州的皮馬（Pima）印第安人。凡是到過這個地區的人，都很熟悉這種畫面——隨處可見肥碩的印第安人一手拿著可口可樂（多半摻了烈酒），一手托著熱狗之類的小吃。每兩個三十歲以上的皮馬人中，就有一個是第二型糖尿病患者。而二十五年前，這個部落裡的胖子還極其稀有，罹患糖尿病的更是少見。

幾百年來，皮馬印第安人一直生活在吉拉河（Gila）岸邊，以打獵和種植一些農作物為生。白人在十九世紀末，一步步將他們趕出自己的家園，命運的轉折從此開始。今天生活在鳳凰城（Phoenix）附近的皮馬人，主要從事「坐著」的工作。

「基因型節約」理論的代表確信，皮馬印第安人和其他胰島素阻抗性發生率極高的民族，如波利尼西亞群島的瑙魯人及澳州原住民，是由於特殊的遺傳基因在最近一段時期才受到衝擊所致。一項以平均年齡三十四歲，身體質量指數二十七的不同種族澳州人為對象的調查顯示，60%的原住民有胰島素阻抗性，而白人移民中只有20%。

目前，我們已經找到了一種相對的基因變種，證明胰島素阻抗性是可以遺傳的。為什麼這種致命的基因變種傳播得如此之廣，而且代代相傳呢？這說明胰島素阻抗性曾經是一種生存優勢。它的意義何在呢？在回答這個問題之前，讓我們來回顧一下胰島素在體內是如何作用的。

讓我們想像一下，如果我們已經幾天沒吃東西，會發生什麼事呢？首先，我們體內儲存的糖份漸漸耗盡，但神經系統仍然需要糖，為了讓維持生存特別重要的器官——大腦，繼續得到養分，身體必須另尋它法。於是肌肉被分解，以

取得蛋白質，再透過一個特殊的代謝過程——所謂的糖俱新生作用（Gluconeogenesis）——，重新製成葡萄糖。在一個周圍佈滿敵人的環境裡，萎縮的肌肉可不是什麼好事。

這時胰島素阻抗性就起作用了，它使細胞把葡萄糖拒之門外，阻止糖份離開血液，並抑制肌肉中的糖轉化成能量。同時胰島素阻抗性促使細胞以燃燒脂肪來獲取能量，肌肉被迫用脂肪來工作，寶貴的糖份就被節省下來供應大腦。腦細胞是唯一不需要胰島素就能吸收糖份的細胞，不會發生胰島素阻抗性，這絕非偶然。

為了讓我們生生不息，造物主自有祂的辦法。另外，專家們已經證實，在食物極端缺乏的情況下，有胰島素阻抗性的動物，比它們那些「健康」的同類存活得長久。同樣，受傷者、血液中毒後的病人和孕婦產生胰島素阻抗性，也有好處的。這樣可以引導糖份不到肌肉，而直接到神經系統或胎盤。身體中這些聰明的伎倆，無疑地在進化過程中不斷完備，並以最佳的方式遺傳給後代。我們的祖先肯定想不到，他們的後代有一天會面臨完全不同的生存環境。

近幾個世紀以來，人類建立了一種和自身基因相悖的生活方式。我們按照享樂至上的夢想，建起了一個物質的生活樂園。沒有運動，但時時有充足的食物——不過都是些不該吃的東西。這種現象可以概括成一個口號——盡量試試我們基因的承受度。於是，許多遠古時代的生存優勢一下子變成了劣勢。從前的胖子生命力較強，今天的胖子卻死於同一種生理機制。傑羅德·李文等專家認為「基因型節約」，正是人類長期以來尋找，導致人類產生胰島素阻抗性，繼而發展成糖尿病的遺傳因素。

不得不承認，這個理論有個很大的缺陷，就是他不符合歐洲人的情況。這個大陸的居民在過去的數千年中，不是沒有經歷過饑餓，也無法想像胰島素阻抗性沒有給他們帶來過好處。為什麼「基因型節約」在我們這裡不普呢？為什麼和世界上其他地區的人相比，歐洲人的胰島素阻抗性相對較少呢？

實際上，是有個可靠的解釋，我們將在下一章詳細討論。在此之前，我要介紹一個嶄新的，正在熱烈辯論中的主題，它從一個新的角度揭開了胰島素阻抗性和糖尿病形成的可能性——由發炎引發的胰島素阻抗性和糖尿病。

西班牙吉羅娜（Girona）大學糖尿病和營養系的費南德斯-里亞耳（Fernandez-Real）教授及其他這一理論的支持者認為，除了骨骼和肌肉損傷

外，細菌、病毒和其他寄生物引起的感染，是我們祖先最嚴重的威脅。事實上，直到上個世紀初，世界上大多數的人仍是死於感染引起的疾病。在石器時代，要想生存，就必須在這方面具有很強的抵抗力。

每次感染或受傷，都會活化我們的免疫系統。為了對抗「入侵」，免疫系統透過突然改變代謝狀況和升高體溫，使「不速之客」的生存條件惡化，或直接殺傷它們。在這個過程中，免疫系統還產生抗體，甚至特殊的抗體細胞。抗體細胞用過分活躍的氧，攻擊並消滅入侵的敵人。如果沒有全面的營養攝入，抵抗力就會出問題。營養不足或不全的人，難以抵抗感染性疾病，甚至連傷口都不能順利癒合。

在茹毛飲血的年代，我們的祖先常常會挨餓。在大家都吃不飽的時候，那些雖然空著肚子，但還能保持抵抗力的同類，比較容易存活。在優勝劣敗的進化過程中，形成了一類抵抗力特別強的人，因為在當時的情況下這無疑是一種生存優勢。

長久以來，人們就注意到，有胰島素阻抗性的人，除了血糖高、血脂肪高及高密度脂蛋白膽固醇較低外，同時還有易於凝血，且凝血不易溶解的傾向。另外，他們血液中某些典型的抗體細胞濃度，長期偏高，這種現象會出現在急性感染之後。這些細胞包括白細胞殺菌素-一（interleukin-1）、白細胞殺菌素-六、腫瘤壞死因素α（TNF, Tumor-uecrosisfactor）、C反應蛋白（CRP, C-reaiveprotein）等等，且都和代謝系統有著錯綜複雜的關係。

以腫瘤壞死因素α為例，目前人們已經知道，如果它在體內達到一定的密度，會促進類固醇激素（皮質類固醇，cortisol）的分泌，同時阻礙脂肪代謝所需的養份，削弱肌肉細胞膜收到的胰島素信號，抑制糖份進入細胞。這些最終會導致胰島素阻抗性和高胰島素血症的形成。

易於凝血的傾向、高血脂肪、高血壓和過高的類固醇激素，這些都是導致血管內壁沈積、動脈硬化，進而引起心肌梗塞和腦血管梗塞等的危險因素。我們可以想像，在石器時代，為了更有效和感染搏鬥，借助抗體形成了傾向胰島素阻抗性的基因。我們的祖先面對始終緊缺的碳水化合物，是從加強免疫系統來考慮，這從任何角度來說，都不啻是一種優勢。那時候人類的平均壽命估計只有三十五歲，因此我們的祖先還沒法體會到這一生物學戰略缺陷。

今天人類的平均壽命正在接近八十歲，有了可以挽救生命的抗生素，我們老

年時，主要面對的是器官老化的疾病。現在抵抗發炎的遺傳基因，在我們這個物質樂園裡，不免有點大煞風景了。

第十一章
肉食動物效應

我們現在要研究一下引起胰島素阻抗性、糖尿病、心臟和循環系統等疾病的最後一條線索。這可以更合理地解釋，為什麼胰島素阻抗性在全世界已經如此普遍。這點特別具有說服力，因為能夠和我們已經談到過的其他理論相互融會，並能幫助我們澄清一個棘手的問題：為什麼唯獨白種的歐洲人和生活在世界其他地區的有色人種相比，較容易避免胰島素阻抗性和糖尿病的厄運。

讓我們再觀察一下我們生活在石器時代的祖先。在第一眼時，他們的軀體和我們的差別何在？他們有肌肉！您不妨在腦海裡想像一下，一個在書桌或電腦前度過大部分時間的普通德國中年男人的樣子，從各個不同角度，而且是不穿衣服的。您最先注意到的，是那圓鼓鼓的肚子，臀部幾乎察覺不到，這是因為長時間坐著，臀部肌肉得不到鍛鍊，或許還被壓扁了。腿部還依稀能分辨出一些退化的肌肉線條，有些事，我們畢竟還得靠自己的力量來完成。再看看上身、肩部、胸部和背部的肌肉在哪裡呢？只有一雙細弱的胳膊掛在垂下的肩膀上，難怪墊肩是裁縫師傅不可或缺的輔助材料。為了支撐骨骼，缺少肌肉的地方就用脂肪來填塞。這有個好處，就是萬一碰到書桌或茶几的邊角，也不至於傷到骨頭。

我們的祖先曾經肌肉多麼發達，可以從今天仍然過著狩獵和採集生活的某些非洲或南美洲部落的紀錄片中看到。那是肌肉清晰可見、強健有力的軀體。我們之中的一些人，至少還在健身中心裡，努力用機器折磨自己的肉體以達到這個效果。我們祖先身體裡，始終缺乏或不足的東西是糖，也就是肌肉最偏愛的燃料。

只要有可能，肌肉總是喜歡先燃燒葡萄糖，因為葡萄糖能夠迅速簡便地提供能量。因此，在營養充足的情況下，工作中的肌肉是主要的糖份消耗者。較大而運動多的肌肉，自然比較小而運動少的，消耗更多的葡萄糖。像我們祖先那

樣以狩獵和採集為生，每天不管颱風下雨，都要為食物奔波，肌肉自然而然地得到鍛鍊。肌肉也樂此不疲，只是它們需要糖。可是哪裡有那麼多可以提供糖份的碳水化合物呢？在那個茹毛飲血的年代，哪裡有那麼多「健康」而可口的食物？哪裡有麥片、馬鈴薯、麵條和巧克力呢？古生物學家向我們保證——連影子都沒有！

隨著冰河期的來臨，遠古人類的食物結構也發生了變化。野生的水果和漿果倍受青睞，但十分稀少。不要忘記，那時可沒有我們現在所熟悉碩大多汁的栽培水果，那時的野果看來肯定比較寒酸。人類還能不時找到一些小得可憐的植物塊莖，能提供幾克澱粉，有時候，甚至能找到一點點蜂蜜。可是野生蔬菜和堅果裡，幾乎不含碳水化合物，一點野草種子也不能提供豐富的澱粉。除此之外，再也沒什麼其他可觀的碳水化合物了。當然，陸上、水裡大大小小的動物是人類求之不得的美味。毫無疑問，能產生糖份的碳水化合物在那個時代，始終缺乏，如此看來，我們的祖先顯然處於一種不平衡的狀態中：有那麼多的肌肉，糖份的攝入卻很稀薄。今天的人類呢？正好相反，攝入大量的碳水化合物，卻沒什麼肌肉。

我們石器時代的祖先是如何解決這個問題的呢？試想一下，碳水化合物是緊缺的商品，從每日食物中所得到的有限糖份，多半提供給肌肉了，原先的儲備在尋找食物的路上，早就消耗得精光，沒有東西留給大腦和生殖器官了。這可和生物的生存本能大相矛盾。因此，如果能阻止糖進入肌肉，的確是個聰明的好辦法。肌肉用脂肪作燃料，照樣能工作，即使效率不高。肌肉細胞的胰島素阻抗性愈強，就能節省愈多寶貴的糖，轉給重要的器官。在遠古時代，能較快產生胰島素阻抗性的人，就比那些對胰島素敏感的同類，具有明顯的生存優勢。今天專家們對這個關係已經沒有太大的異議。帶有這種遺傳基因的人，在進化過程中以強者身份生存了下來，並且繁衍子孫，否則我們今天的人類就不存在了。

問題發生在最後一次冰河期結束後。大約一萬年前，生活在幼發拉底河和底格里斯河流域的人類，發現種植農作物的可能性。人類開始大規模地種植植物，特別是穀物。碳水化合物逐漸在人類的飲食中佔有重要地位。人類種植農作物的技能不斷提高，並隨著中東的高度文明向中歐，進而向北歐傳播。人體得到的碳水化合物供給愈充分，生存競爭對胰島素阻抗性的壓力就愈小。一旦

肌肉和其他器官有了足夠的糖，胰島素阻抗性就不再是生存優勢了。因此在歐洲，促進胰島素阻抗性的基因及其發展，就停滯下來，甚至有所退化，直到今天這個水準。

問題的答案愈來愈清楚了：以前一直以狩獵和採集為生的人群，像皮馬印第安人、澳州原住民和瑙魯人，如果一下子「填鴨」式地攝取大量的碳水化合物，營養失衡就無法避免。如果他們接受這樣的飲食，仍然只有一部分血糖進入肌肉，血糖濃度就會不斷升高，達到病態的程度，繼而胰島腺不得不製造更多胰島素。如果這種西方式飲食習慣長期延續下去，惡性循環就會愈演愈烈。日復一日，總是大量碳水化合物和大量胰島素，這會增強胰島素阻抗性，進而發展成慢性的高胰島素血症。終於有一天，胰島腺再也支撐不下去了，結果診斷為糖尿病。

部分科學家認為人類借助胰島素阻抗性作為「正常」和「健康」的手段，在數十萬年的進化歷程中，順利地適應了碳水化合物少，肉類多的飲食結構，直到面臨了今日碳水化合物的數量和質量，問題才出現。這個理論在學術文獻中被稱為「肉食動物效應」（carnivore connection）。雪梨大學營養和代謝系的珍尼特・布蘭德-米勒（Jannette Brand-Miller）教授和雪梨威爾士王子醫院代謝和糖尿病科的斯特芬・柯拉居里（Stephen Colagiuri）教授，透過調查澳州的原住民，研究了上述各種關係，並提出了這個理論。

第二部
預防
及
治療

第十二章
苗條的幻想和運動的神話

現在，所有的嫌疑犯都被鎖定住了，缺乏運動、肥胖、壓力、吸煙、睡眠不足、缺乏陽光照射及妊娠期間營養不良。籠罩在它們頭上的，又是來自遠古石器時代的基因迷霧。這些加在一起，造成了胰島素阻抗性，導致我們的身體不能正常地合成醣和葡萄糖。

我們如何才能避開步步進逼的未知症候群，遠離死神的陰影呢？首先，要恢復並改善對胰島素的敏感性；其次，減緩或消除體內各種失常狀態。在下面幾章裡，我們將一一尋找相對的可能性。我們將探討飲食營養和生活方式等重要方向。由於我不是醫學專家，在此便不詳細討論有關藥物治療的各種可能性。我們的工作有點像拼圖遊戲，因為截至目前為止，專門針對上述問題進行的研究還很少。

一九九九年夏末，在瑞典伊斯達（Ystad）召開了一個名為「節食和代謝症候群」的學術會議。所有對未知症候群感興趣的人，不能不參加這個會議，因為主辦單位幾乎召集了所有在這個領域內有影響力的專家，但德國的營養學權威卻沒有現身。

與會者很快就明白，在這個問題上，無法避免兩難的困境：瞭解愈多細節，就愈明白，原來我們對這個領域仍是「一無所知」。在這次會議上，大家在一個問題上取得共識，即在許多致病因素中，有三個起了決定作用：遺傳基因、缺乏運動和肥胖。由此得出的結論，也普遍受到認同，目前尚無法改變遺傳基因，因此運動和減肥無疑成為最重要的預防和治療手段。

我們甚至可以從理論上，對這觀點進行幾點反駁。因為，僅僅減肥本身，只是可能，但不一定會降低胰島素阻抗性。其次，這一切還必須付諸行動。在伊斯達會議上，減肥的呼聲高漲不無原因，只要看看與會者就不難發現，其中絕大部分人，無疑應歸入「肥胖」和「缺乏肌肉」這一類人中——不要忘記，這些專家中有很多美國人。有幾位身材肥胖的與會者，連爬上講臺都十分費力。

但這並未影響大家形成的共識：減肥是最重要的治療措施。奇怪的是，沒有一個專家講到如何持續有效地減肥。

會議的第二天，討論依舊淹沒在一片減肥的呼聲中。有一個人終於忍不住了：「我們出於什麼理由，堅持認為減肥是治療肥胖和胰島素阻抗性最重要的方法？到目前為止，這類嘗試毫無例外都失敗了，這一點我們不能視而不見，新而有效的方法尚無眉目。也許，我們能先共同確定一個比較現實的目標。我建議，把控制體重作為治療肥胖的首要任務——這就已經夠困難的了——此外，再加上增加運動量。」發言的是約翰·布倫德爾，我們已經多次提到過他。

他的話，我舉雙手贊同。令我納悶的是，為什麼「減肥」總是被醫生和營養顧問們掛在嘴邊。難道從事這一行的，都特別苗條嗎？親愛的讀者，如果下次您再遇見一個福福泰泰的醫生告訴您應該減肥，您就請他示範一下如何減肥。

我在這裡會將幾點關於減肥的重要認識，做個摘要（在我另外兩本關於節食及減肥的書中，對此有詳細闡述）：原則上，所有的節食都只有短期的效果。然而，減輕體重的種種嘗試，最後卻可能使人變得更胖。按照我們今天的認識，減肥應該被看作導致體重增加的誘因之一。

受到一致推崇的低脂肪和高碳水化合物的飲食類型，也經不住時間的考驗。專門針對這個問題進行的（其中方法嚴謹、無可指謫的為數不多）幾個隨機抽樣調查顯示，低脂肪，但不控制熱量的飲食一開始會使體重有所下降，但很快下降的趨勢就停止了，接著體重又開始逐漸持續地增加。經過兩年這樣的飲食調整，平均減輕的體重在一到兩公斤之間。由於至今對此還沒有真正的長期調查研究，所以無法判斷低脂飲食是否在更長期的時間內有效，但懷疑這一點，也不是不無道理。

傾向碳水化合物，而反對脂肪的專家，總是一再援引同一個來自丹麥的研究作為例證。這個研究的確顯示，經過極端嚴格節食減掉體重的人，如果堅持低脂肪和高碳水化合物的飲食，體重比吃低熱量混合食物的人回升得慢。有趣的是，取得上述結果的托布魯（Toubro）教授的研究小組，在一項新的研究結果中，指出低脂、不控制熱量的飲食，對減輕體重毫無益處。靠這種飲食，受試者在經過一開始的「減掉肥肉」後，體重很快地又回升。奇怪的是，我們的營養學究們對這個最新的研究隻字不提……

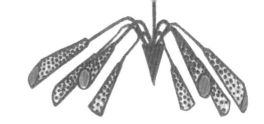

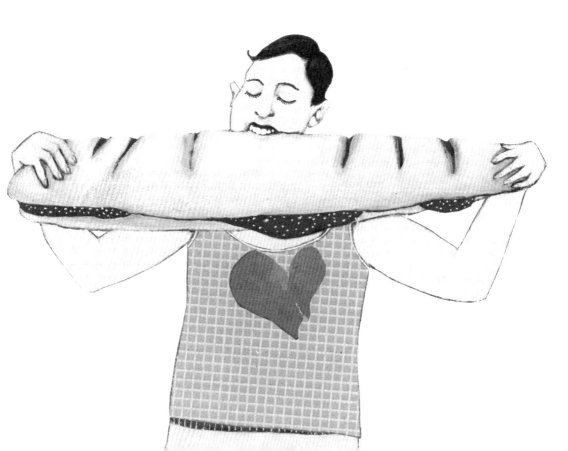

到目前為止，所有試圖減肥的辦法都失敗了，除了外科手術外，但這只適用於特定情況。大多數減肥心切的人，和他們的醫生仍然不肯接受一個事實：失敗是注定的。我們的身體會保護自己的重量，而且是用一種雙重策略：脂肪細胞一旦消瘦下去，就向中樞神經系統發出饑餓信號，使其作出反應。熱量供應不足，會引起強烈的饑餓感，可以誘使人去尋找食物，這是造物主的一個伎倆。能量缺口持續時間愈長，體重減少愈多，饑餓信號就愈強烈。許多特殊的激素，其中包括胰島素和瘦體素（Leptin），對中樞神經系統的刺激愈益頻繁，透過化學反應讓進食慾望愈發強烈。

身體的第二個策略，隨著體重減輕，身體會降低自己的基礎代謝，即熱量消耗，以盡量減少體重的下降。即使很輕微的體重減輕，也會使身體的上述機制調整到「節省能量」這個狀態。加上體重每減輕一公斤，身體維持各項功能所需消耗的熱量就減少一部分，於是減肥就一日難似一日。

只有能抗拒食慾的誘惑和饑餓的折磨，真正做到吃進去的比身體所需及所消耗熱量還少的人，才能明顯減肥。經過三到四個月極其嚴格的節食，可以減去十到十二公斤的體重。通常到這程度，也就到了極限。之後，體重又開始不斷上升，即使想盡辦法「正確」地調整飲食，也無濟於事。這時身體開始採取自衛措施了，最後會突破節食的意志，讓自詡為成功的飲食控制方法一敗塗地。

身體這些自動調整的機制，是自然對人類身體「整體設計」的一部分，這樣可以讓人在缺乏食物時，盡量減少體重及身體組織的損失。儘管廣告五花八門，至今還沒有妙方能對抗這個規律，據說連能減肥的普洱茶，似乎也沒那麼靈驗。面對人體的生存本能，我們束手無策，再大的決心和再好的節食方案也幫不上忙。

如果有人成功地做到了長期減肥，——一百個人裡，也許有五到十個，那麼他們的基因很可能有「不正常」的程式，或許他們對體重下降的防衛機制比較遲鈍。另一些人靠著超乎尋常的毅力和自律，抑制自己的食慾和饑餓信號，以至能夠長期承受最低限度的食物攝入。另外，高強度的體力活動也能幫助達到能量的支出大於攝入。但是，真正能做到長期保持減肥成果的人，實在是少數例外。

前面已經提到過，根據我們目前的認識，僅僅減肥本身，並不能夠保證必定會降低胰島素阻抗性。為了使細胞對胰島素變得敏感起來，某些情況下，必須

採取其他的治療措施。一些經過臨床證明有效的藥物，如二甲雙胍（Metformin）及一組新的高效物質口塞唑烷酮（Thiazolidindione），能夠提高胰島素敏感性。非藥物治療最有效的方法，是肌肉訓練，即有規律地給予身體一些負荷。

「那我就參加運動，到健身中心健身，這樣總能減肥了吧！」您這會也許這麼想，但這只是個一廂情願的幻想而已！健身行業的廣告宣傳，也許提升了營業額，卻不能幫助無數的肥胖者。從長期效果來看，原地長跑和用機器折磨肉體，並不能真正減肥。大量科學實驗一再證明這是不可能的，即使在有監控的運動治療下，體重減輕的趨勢在十二到十六個星期後就停止了。這期間，體重可以平均下降三公斤，之後又逐漸回升。

這現象可以這樣解釋：體重每減輕一克，身體維持運作所需的能量，就減少幾個卡路里。身體的基本代謝或所謂的靜態代謝降低了。理論上，這意味著每減輕一克體重，我們就必須從事更多運動或吃更少量的東西。其次，規律消耗體力的運動，讓人經常需要較長的時間來休息和恢復，而坐著或躺著的時候，消耗的能量又更少，幾乎抵銷了一部分透過運動提高的能量消耗。另外，體重減輕愈多，饑餓信號就愈強烈。有規律地從事鍛鍊的人，吃得也多，而且他們無意識中，脂肪吃得較多，藉以補充大量消耗的能量。從盡量減肥的角度來看，節食和運動相結合的療法，比單單節食略勝一籌而已，沒有明顯的優越性。

這並不是在和鍛鍊身體唱反調。恰恰相反，要使體重不致重新增加及不再繼續增加，體力運動是最重要的方法。這是因為，要想根據能量消耗自覺調整熱量的攝入，體力活動必須達到某個最低標準。如果運動量達不到這個標準，身體內部的饑飽信號便會削弱了對飲食的控制，使得我們更受外界刺激的影響，如感情、時間、生活狀態及無聊情緒等等。對一般人來說，這個最低標準大約是在基礎代謝之外，每公斤體重十一千卡。

此外，運動還能增加肌肉。因此經常性的運動，也是預防和治療未知症候群最重要的方法之一。這至少能先達到一個目標，控制體重不再繼續增加。其次，任何一種形式的肌肉活動，都有助於保持健康的糖份和脂肪代謝，並有助於改變已經存在的胰島素阻抗性。透過鍛鍊，細胞和細胞膜的脂肪酸結構得到改善，胰島素阻抗性也可由此緩解，對葡萄糖的吸收增加。鍛鍊能增加肌肉體

積，改善血液循環，這也有好處。因為透過鍛鍊，肌肉細胞胰島素感受體的功能得到改善，細胞還得到運輸葡萄糖所必須的蛋白質。吃飯前運動，能使更多這一餐被攝入的脂肪進入肌肉細胞，這可以有效控制餐後血脂肪的升高，並經由逐漸增加的脂肪燃燒，促進能量攝入和支出平衡。

單項的耐力鍛鍊，例如慢跑和騎自行車，並不是很理想。對於未知症候群，鍛鍊心肺和循環系統並不是最重要的，關鍵是要降低肌肉細胞的抵抗力，因此很有必要盡量經常活動所有的大型肌肉。這意味著，重量鍛鍊也是必要的。最有效的，當然是兩種鍛鍊相互結合，例如這一次練習耐力，下一次練習重量、強度。

說來說去，一直在講鍛鍊，這並不是說，我們應該成為運動員。我所說的體力運動，完全不用如此激烈，日常生活的中度體力勞動，也能有助提高細胞對胰島素的敏感性。任何形式的肌肉活動都是一種鍛鍊，爬樓梯、搬飲料箱、翻地除草、打掃房間，這些都是運動。基本上，肌肉勞動愈多，發生胰島素阻抗性的可能性愈小。另外，運動還能幫助分解類固醇激素，緩解日常的壓力。經由提高被稱為「好心情激素」的血清素（serotonin），可以改善我們的精神狀態。

所有不願沾惹胰島素阻抗性的人，不管是胖子，還是瘦子，都該記住這個重要的好消息：任何一種體力活動，包括一般的散步和家務勞動，都能維護人的健康。運動不僅可以降低未知症候群的發病危險，而且事實證明，運動的人即使過重，得糖尿病的比例也比一般人低了許多。根據不同的調查，患病率可能下降20%到60%。許多的研究顯示出一種量的關係：運動愈多，患病率愈低。

心臟和循環系統疾病的死亡率也會相對下降，和是否肥胖無關。甚至乳癌和腸癌的致病危險，都隨著工作和業餘生活中運動量的上升而下降。由此影響到的總死亡率，當然也相對降低。從溫和的運動開始，逐漸加強成為真正的體育活動，如果以自行車取代汽車成為上班的代步工具，會更明顯地體現其中的差別。

我們已經多次提到，這些都是可以做到的，不管胖不胖。胖子朋友完全不必一次又一次地開始無望的節食。科學已經證明，運動對於胖子的保護作用，比對瘦子要來得大。總而言之，健壯的胖子比弱不禁風的瘦子死亡率要來得低！

這番對生存機會忘我的描繪，事實上還有一個問題。意志是強大的，肉體卻是軟弱的。光說不練，並沒有用。我們必須把種種建議付諸實行。我們這些工業化國家的民眾，在工作和家務中不必勞動筋骨，鍛鍊肌肉的任務就只有留給閒暇時間了。可是看看我們的閒暇時間，多半讓被動的消遣佔據了，即使是參加體育活動，我們也會開車前往，坐在觀眾席上，看別人如何創下驚人的記錄，再一同喝采⋯⋯有人告訴我，像健身中心這類提供積極運動的場所，顧客中有很多是「一次性」的。他們興致勃勃地進來，簽下了一年的合約，卻再也沒有出現。幻想的泡沫很快就被艱苦的事實刺破了。我們有理由懷疑，用機器折磨肉體，到底是不是個正確的方法⋯⋯

第十三章
以水果取代糖

無論從哪個角度來看，這都是個無可辯駁的事實：未知症候群的起因，源自體內碳水化合物的消化處理失常。這令全世界的研究人員十分好奇地想要驗證，這種情況是否能透過「飲食調整」得到改善。如果我們能透過某些特定的碳水化合物，獲得對人體相對有益的效果，不僅可以預防未知症候群，也可能緩解，甚至消除已經存在的胰島素阻抗性及和此相關的糖份代謝失調。想想「富裕陷阱」帶給我們的災難就可知道，這毫無疑問是個攸關全民健康的問題。

為了清楚瞭解更深一層的背景，我們首先必須澄清幾個基本關係：食物中所有碳水化合物的基本成份是單糖，有葡萄糖、果糖和半乳糖三種。單糖可以相互連接成或長或短的鏈條，構成不同的二糖或多糖。我們平時喝咖啡時加的糖，就是這樣一種二糖的結晶體。這種我們日常非常熟悉的食糖，學名叫蔗糖，由一份葡萄糖和一份果糖組成。另一種重要的二糖是乳糖，由一份葡萄糖和一份半乳糖組成。

多糖是由成百上千的單糖連接而成。因此，人們也稱它為「複合碳水化合物」。最出名的多糖是澱粉，由大量葡萄糖單位組成。動物體和人體肌肉及肝臟內儲存的碳水化合物——肝醣，也完全由葡萄糖單位組成。很多種水果和蔬菜，還含有一系列其他多糖，甚至有一種單純由大量果糖單位組成的，叫做菊糖。

在進食後，複合碳水化合物被消化後不斷分解，直到剩下單糖。這樣就可以理解，純葡萄糖由於本身已是單糖，正是細胞所需的結構，所以能最快吸收到血液到血液裡。因此，葡萄糖讓血糖濃度較快升高、幅度也大，並且引起迅速和強烈的胰島素分泌反應。與此相反，果糖和半乳糖不能直接被肌肉和神經細胞利用，必須從血液進入肝臟，再由肝臟慢慢轉化成葡萄糖。

試想一下，您吃進一百克純葡萄糖和一百克食糖，哪種糖會使血糖和胰島素

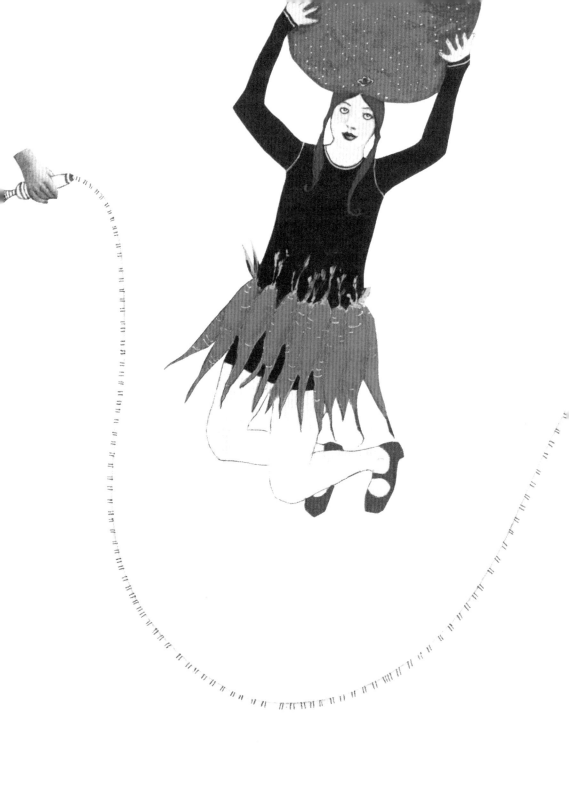

的濃度增加較少呢？當然是食糖，因為食糖的組成部分有一半是果糖，必須先由肝臟進行加工。乳糖的情況也差不多。

穀物和馬鈴薯中所含的澱粉成份如何呢？我們知道，澱粉完全是由葡萄糖分子構成，在嘴裡就開始分解。麵包在嘴裡咀嚼的時間長了，會有甜味，就是這個原因。剩下的澱粉到了小腸，很快便被分解成葡萄糖，同樣這會迅速使血糖濃度和胰島素分泌大量增加。也就是說，澱粉（複合碳水化合物）引起的血糖反應強度，和純葡萄糖相差無幾。同樣的道理，由於其果糖含量，食糖引起的血糖反應比澱粉要平和多了。甜的水果引起的血糖反應，也比澱粉或白麵包及馬鈴薯等富含澱粉的食物來得弱，因為水果中的糖都是葡萄糖、果糖和蔗糖的混合。

主要食品的相對平均血糖反應，目前已被精確測定。已有一套讓消費者一目了然的對比系統，就是所謂的食品升糖指數（GI, glycemic index）。這個系統是由七十五克純葡萄糖引起的血糖上升幅度和持續時間來定義的。以此標準，我們可以將其他食物引起的血糖反應進行比較，前提是每次吃下的東西所含碳水化合物為七十五克。

血糖升高的幅度愈大，時間愈長，升糖指數就愈高。我們把純葡萄糖的指數定為100，當作參考標準。其他食品引起的血糖反應，總是和葡萄糖的相互比較。升糖指數超過70即屬於高的，55到70之間為中等，55以下為較低的。有葡萄糖抗體的人，自然應該儘量吃升糖指數較低的食物。

我們來看幾個例子：烤馬鈴薯的升糖指數是93，炸薯條則只有75。凱洛（Kellog）牌的脆玉米片升糖指數為84，砂糖只有65，白麵包為70，黑麥麵包為52，杏子乾為31，但蜜棗乾卻有103，比葡萄糖的還要高。李子為40，蘋果和梨在30到40之間，櫻桃在20到25之間。除了根莖植物外的大多數蔬菜，所含碳水化合物微乎其微，以至根本不值得計算它們的升糖指數。相反地，各式各樣的麵條，雖然由富含澱粉的穀物製成，其升糖指數——尤其是硬小麥粉製品——卻相當低，大多在30到50之間！

乍看之下，十分相似的食品，在升糖指數上的差異卻如此巨大，似乎令人難以理解。其實升糖指數不僅只和食品的糖及碳水化合物含量有關，而且還包括了許多其他因素的影響，像澱粉供應來源的狀況、澱粉的物理結構、食品粗纖維的含量，及糖、脂肪和酸的含量。例如，用精磨過的全麥麵粉烤的麵包，比

用粗磨的、尤其是帶整顆穀粒的粗麥麵粉烤的麵包，葡萄糖的指數要高得多。用很粗的全麥麵粉經過自然酸菌發酵做成的麵包，升糖指數最佳。這正是我們家鄉麵包師傅的拿手好戲，身為慕尼黑人，我十分自豪。

植物中有兩種澱粉：直鏈澱粉和支鏈澱粉。後者構成多枝枒的葡萄糖鏈，結合處易斷裂，因此容易被消化系統分解，典型的例子是小麥麵粉。相反地，直鏈澱粉的結構是直而穩固的鏈條，分解緩慢，因此升糖指數較低。某些大米種類含直鏈澱粉較多，像美國長粒米和巴斯馬蒂米（Basmati），豆莢植物所含的也是直鏈澱粉。

除了升糖指數，我們還應該關心一下不同食品所引起的胰島素分泌反應。首先，胰島素濃度持續過高，對患有未知症候群的人非常不利，因為這會導致血脂肪的不良變化，加速血管硬化。我要強調一點，這裡關於胰島素的說法，不適用於那些胰島素依賴型的糖尿病患者，他們為了維持生命，還需要補充一定量的胰島素！許多人，特別是有胰島素阻抗性的肥胖者，胰島腺分泌胰島素的能力隨著時間的推移而逐漸衰竭。所以，至少對這些人來說，那些會引起胰島素分泌大增的食物，應該被視為糖尿病的致病因素。富含澱粉，升糖指數較高的食品，如麵包和馬鈴薯，和蘋果、梨或杏等升糖指數較低的食品相比，確實會引起長時間、較大量的胰島素分泌，後果不可輕忽。

水果和蔬菜含有一定量特殊的多糖，只能被部分消化，有的甚至無法消化。這就是所謂的難消化澱粉，它不能在小腸被分解，可以直接抵達大腸。我們現在已經知道，它在大腸裡的腸道菌叢中，扮演著重要的角色，因此這種澱粉也屬於所謂的粗纖維質。

在每一百克水果和蔬菜中，平均含有二到四克的粗纖維。從數量上看，最主要的是纖維素、半纖維素、果膠和木質素。木質素可溶於水，在胃和腸道使食物漿形成黏稠的質地。因此食物透過腸胃的時間被延緩，食物中所含的糖和澱粉無法很快分解，因此血糖反應被延遲了。水果是果膠最重要的來源。

蔬菜中含有大量可溶解的多糖，甚至能直接影響血糖的控制。這樣的多糖，包括所謂的植物橡膠和菊糖。這種多糖在達到足量時，不僅能在餐後，而且能全天降低血糖，並使胰島素的濃度相對保持較低的含量。

總之，不同的食物引起的胰島素分泌反應，不僅和碳水化合物的種類及數量有關，還和其他條件有關，如食物總體構成和消化系統的酸鹼環境。如果富含

碳水化合物的食品，同時富含脂肪和蛋白質，就出現明顯的影響：隨著脂肪和蛋白質含量的提高，胰島素的分泌也提高，因此某些富含糖、脂肪和蛋白質的食品，會引起很強的胰島素分泌反應。

也許有點意外，受大家喜愛的全麥早餐穀片的胰島素反應特別低，其次是富含蛋白質的食品和水果。導致較高胰島素濃度的是我們的基本食物——富含碳水化合物的麵包、馬鈴薯和大米等主食，更高的是精緻糕點，最高的是甜食小吃。一種大家很喜愛的夾心巧克力和另一種頗受歡迎的高級糖果，引起的胰島素反應是至今所測到最高的。這兩種精巧可愛的小零食牌子，我就不提了，免得人家跨國公司的律師來找我的麻煩。讀者可以自己找到資料來源。您還會發現——請允許我發表一下個人的評價——某些出於商業利潤製造出來口味極差、加糖、加色素和香料，卻仍受歡迎的水果酸酪乳，威力也相當大。

引起血糖和胰島素反應最低的是堅果、蛋類、乳酪、肉和一種特製的粗纖維早餐麥片——凱洛牌的全麩麥片。（事實無法否認，不過我可沒因此拿到一分錢！）。堅果、蛋類、乳酪和肉全都富含脂肪，被營養學權威們判定為「心臟殺手」，也許他們真的能幫助千百萬未知症候群患者過著健康、長壽的生活？我們一方面聽到對糖的詛咒，另一方面頌揚澱粉這樣的複合碳水化合物及富含澱粉的食品，這場誇張的儀式，也許不久後，就該黯淡收場。但我擔心的是，由於大家對此深信不疑，要讓人們相信這是個謬論，還需要很長一段時間。

經由每一種食品的升糖指數，也可算出一整餐的升糖指數，並得出「葡萄糖負荷值」。這個負荷值才能徹底告訴您個人飲食中的糖份，對血液形成的負擔有多重：大量攝入一種升糖指數高的食品，自然葡萄糖負荷值也高。反之，較低的升糖指數推導出的葡萄糖負荷值也較低。您可以在書後的附錄裡，找到各種食品的升糖指數。

對碳水化合物的選擇，能夠從相對指數的每日曲線中反應出來。如果您選擇馬鈴薯、米飯及一般澱粉含量高的麵包和糕點，作為白天的主食及點心，和從水果蔬菜及全麥食品中攝取同等份量的碳水化合物相比，您的血糖和胰島素濃度一整天都會偏高。不管肥胖，還是苗條的人，都是如此，尤其是對有胰島素阻抗性的人及第二型糖尿病患者。如果早餐的升糖指數低，甚至能使血糖和胰島素濃度，在升糖指數較高的午餐後，不至升得那麼高。這就是所謂的「第二餐效應」（second meal effect）。

那我們能不能透過一種升糖指數較低的飲食，改善患者的胰島素敏感性呢？這是個難以回答的問題。到目前為止，我所見過較為嚴謹的研究中，只有一個能真正讓人得出這個推論。這個推論是否對預防和治療有指導意義呢？根據這個原則，人類能否活得更健康、更長久呢？遺憾的是，這個問題也還無法回答，因為這樣的因果關係，還未曾在臨床研究中得到證實。不過，這絕對不是隨便想出來的數字遊戲，而是確有根據：兩項分析嚴謹的大型長期觀察研究，已經證實長期偏好攝入升糖指數較高的食物，糖尿病患病率明顯偏高。二〇〇〇年六月初出版的著名雜誌《護理研究》（Nurses Study）刊登的一項研究結果表明，葡萄糖負荷值和心肌梗塞的致病危險有直接關係，這一點在肥胖者身上尤其突出。

要想判斷升糖指數的臨床意義，首先要驗出血液中被糖化的蛋白體，即糖化血紅素或果糖胺（fruitosamine）的濃度。這些數值可以提供相當可信的依據，判斷在過去的幾個星期或幾個月裡血糖的控制是否正常。遺憾的是，至今還沒有相對關於飲食調整作用的長期觀察研究。大多數研究只持續兩到三週，而且只是針對第二型糖尿病患者。某些實驗研究的統計資料，已明確說明問題，達到了預期的效果另一些研究中能看出明顯的趨勢，但未完全獲致成功，其餘的則在這個關係上未能得出結論。

較低的升糖指數，也許對未知症候群和糖尿病的預防很有效，但治療卻說不上。對於這個問題進行的研究還太少，而專家們對僅有的幾個結果所說明的問題，也各執一詞，爭論不下。

一項新的有關英國人飲食習慣的分析研究，提供另一個證據。這項研究在考慮了年齡、體重及是否吸煙等影響因素後發現，和只是偶爾吃生菜及蔬菜的人相比，如果一年四季生菜及蔬菜都吃得很多，罹患糖尿病的可能性會降低71％。

至於水果蔬菜是否對健康有重要意義，對這個問題已沒有較大的爭議。每個小孩子都知道，水果和蔬菜含有大量的維他命、礦物質和微量元素，因此是健康的。它們是人體攝取鉀和鎂的最重要來源，這兩種礦物質都有降血壓的作用。而像高血壓和脂肪代謝失調這樣的未知症候群的「附帶病症」，也應引起重視，得到治療。

今天在高血壓的治療中，「低鹽飲食」導致的爭議愈來愈大，因為它在多數

情況下毫無用處，而且還難以下嚥。有胰島素阻抗性的人中，對鹽有不良反應的非常多。對他們來說，低鹽飲食倒是十分必要。現在我們已經認識到多吃蔬菜水果及富含鉀、鎂的食物，對預防和治療高血壓的重要性。且對由高血壓直接引發的腦溢血及中風有預防作用，這點已在流行病學研究中顯示出來。

美國的兩項長期觀察研究，總共調查了十萬人，據最新的分析結果，每天多吃一份蔬菜和水果，罹患中風的危險就降低6％。效果最明顯的是甘藍類和綠葉蔬菜，每天多吃一份，中風危險就降低20％至30％，而馬鈴薯和豆莢類植物卻沒有這種功能。

另外，水果蔬菜及它們所含的粗纖維，還有明顯降低膽固醇的功效。首先是低密度脂蛋白膽固醇降低了，而高密度脂蛋白膽固醇（HDL-C）卻沒有，因此二者的比率得到改善。升糖指數低的飲食，甚至可以使高密度脂蛋白膽固醇升高。含大量粗纖維，同時含脂肪（以單元不飽和脂肪酸為主）較高的食物，對改善血脂肪結構的功效最好。關於水果蔬菜的好處，可以沒完沒了地羅列下去。我們不斷發現能夠維護身體健康，並預防疾病的有效物質和有效機制，例如水果和蔬菜能夠活躍肝臟中的解毒功能，啟動免疫系統，防止血液凝結的傾向，推動基因產生各種激素，以及──最後，也是重要的一點──殺死細菌和病毒。

蔬菜比水果平均含有更多被稱為「植物素」的神奇物質，字面意思為「植物化學劑」。對德國消費者來說，這個名字也許不大中聽，因為我們德國人總是願意相信，植物是不含「化學成分」的。多數消費者認為，如果包裝上印著「天然」，那裡面就不該有化學成分。可是親愛的讀者，您真的吃到過一片在自然有機條件下生長、未噴過農藥、自己採摘的「純天然」蘑菇嗎？

許多流行病學研究，甚至還有一些臨床研究都一致證明，多吃水果和蔬菜能降低心臟和循環系統疾病的發生率。如果每天吃大量的水果蔬菜，上述疾病的發病率可以降低15％到20％。

從癌症的總體死亡率來看，還未發現多攝入水果蔬菜，有預防功效──如果以具有說服力的研究為基礎的話，這一點不同於一般的看法。但如果僅從消化系統的癌症來看，和低攝入量相比，大量攝入水果蔬菜能夠明顯降低發病率。這是瑞典哥特堡（Goeteborg）大學臨床營養學系的研究人員，用十分嚴格的標準所進行的分析研究得出的結果，於一九九九年六月，在挪威利勒哈莫

（Lillehammer）舉行的第八屆歐洲營養學大會上，由比揚·伊薩克森（Bjoern Isaksson）教授公佈，在與會者中並不受歡迎。這種和多數人看法相左的觀點，難免招致噓聲和攻擊。

總之，全世界的營養學權威都建議每天要吃六百到八百克的水果和蔬菜。這回他們終於說對了，我舉雙手贊成！從一九八〇年代中期開始，美國人營養原則的一個口號是「每天五份」（Five a day）——每天吃五份蔬菜和水果。一九九〇年代末，德國營養學會也把這個口號當作推廣目標。大家希望透過一個全國性的宣傳活動，把不愛吃蔬菜的德國人變成蔬菜的愛好者！太棒了，現在我們德國人只需再學會，如何正確地生產和烹調蔬菜水果，好讓它們也像希臘或普羅旺斯的蔬果那般好吃。

其實在德國也有一個營養學家在八十年代中，就接受了美國人的營養原則，並在他所有關於營養和健康的文章中宣傳「每天五份」這個口號。可是，由於他一直沒有找到確鑿和必要的理由，來討伐傳統的肉食消費習慣——好像這樣才是政策正確，相反地，他認為肉類是飲食中重要而有益的組成部分，因此他被扣上「肉食說客」的帽子，而不是「水果蔬菜說客」。

第十四章
多吃全穀類？

們所喜愛的麵粉食品、披薩和麵條，難道這些都會威脅健康嗎？您是不是感到有點不安？請相信，當我第一次讀到這些研究報告時，和您一樣不安（見第三章）。這一切來得有點太突然了，為什麼我們從來沒有從媒體中聽到過呢？不該有的，就不要有。也許我們下次飯前禱告時，應該說：「感謝主，今天別賜給我們麵包吧？」還有馬鈴薯呢？如果要德國人放棄馬鈴薯，簡直是一場文化災難！這可是我們最重要、最喜愛的家常菜，竟然會威脅到健康？幾十年來，營養學權威們不是一直教導我們消費者，穀物和馬鈴薯應該是餐飲的主要部分，而肉只是配菜嗎？

好戲還在後頭呢，穀物已逐漸成為全世界最主要的食物來源：全世界被攝入的熱量近60%，都來自穀物！另一方面，穀物又是讓許多人免於挨餓或營養不良的救命稻草。因為穀物除了澱粉和熱量以外，還含有許多對身體有用的物質：蛋白質、維他命、礦物質和微量元素。當然，穀物也含有較多的脂肪，特別是Omega-6不飽和脂肪酸，這可是健康的物質。

除了這些「有營養」的成分，穀物裡面有像粗纖維和其他植物素這類「沒營養」的成分。這些物質其實沒有營養價值，但對於身體的正常運作，有不可替代的重要功用。我們在上一章已經看到，它們能夠抗突變、抗癌變、抗微生物、抗氧化、抗血栓、調整免疫功能、消炎、降低膽固醇、控制血壓和血糖及有助消化的作用。

不過，這些物質只有在未去麩皮的粗穀裡才有。由整粒穀物加工而成的穀物製品，含有豐富的營養物質。相反地，由去麩的精細麵粉製成的，裡面多是澱粉，其他有用的成分已難找到。它們明顯對身體產生不同的作用：全麥製品引起的血糖和胰島素反應，比精細麵粉平和得多。所以，甚有必要探究一下這些差異對健康的影響。

精細麵粉和全麥粗粉相比，其成分從數量上看，差別最大的是粗纖維的含

量。人類今天的飲食中，全麥製品的確是粗纖維最重要的來源。加工得愈細，保留的粗纖維就愈少。另外，食品標註中，「高精磨度」的意思不是加工度高，而是低，其中的「高」，指的是麵粉中存留的礦物質的量。麵粉標示號碼顯示的就是這一含量：四百〇五號麵粉中，只有四百〇五毫克的礦物質，而一千〇五十號麵粉中，則有一千〇五十毫克。

在食物的所有次要成分中，我們對粗纖維的健康功效研究得最為詳細，但在評價其功用時，卻是「有起有落」。以前，我們認為粗纖維是防止腸癌最主要的因素。大量的人口比較和一系列病例監控研究，都顯示了這一點。但是這類流行病學研究，總體來說不是很有說服力。更重要的，是先針對健康者的長期觀察研究。而這樣的研究卻一致表明，粗纖維吃得多，還是少，對腸癌的發病率沒有影響。怎麼辦呢？至少還有一線希望，如果我們只研究穀物中粗纖維的作用，似乎這預防功效，還是可以被證明的。

在乳癌方面，也不見得更好。病例監控研究顯示出一定的預防效果，但長期觀察研究則未能證實這點。粗纖維對其他癌症的功效，幾乎未被研究過。

營養學權威建議每天攝入三十克粗纖維以預防腸癌，雖然又一次以善意的設想、希望和推測為基礎，而不是事實根據，但至少還說對了。況且我們還發現了粗纖維的另一個好處：預防心肌梗塞！在六個不同的長期觀察研究中，都發現到大量攝入粗纖維，可以明顯降低心肌梗塞的死亡率該如何解釋呢？或許因為粗纖維有降低膽固醇的功效？我們等一下再回來討論這個問題。

在這之前，我要向您簡單介紹幾個十分有趣的研究。這些研究要說明的不是粗纖維的功效，而是全麥食品對健康的意義。這兩者之間有很大的區別，因為未經去麩的穀粒，除了粗纖維以外，還含有許多對生物體有用的物質，其種類和含量遠遠高於精白麵粉。

在兩項分析嚴謹的大型長期觀察研究中，總共有十萬名婦女接受了調查，結果顯示，全麥食品根據攝入量的多少而有預防疾病的作用。全麥食品攝入量最高的人和較低的相比，心肌梗塞發病率低30%左右。其中一項研究顯示——愛荷華州婦女健康調查，直接將飲食中全麥和精白麵粉製品進行了比較。偏好全麥食品的婦女，不僅罹患心肌梗塞的人數較少，而且全麥食品吃的愈多，總體死亡率愈低。相反地，那些喜歡吃精白粉麵食的婦女，攝入量愈高，死亡率也愈高！

事實很明顯，吃全麥麵粉和吃精白麵粉的人，吃的不僅是麵粉的不同加工程度。前者整體來說，更有健康意識，否則他們不會一味喜好粗硬、不好咀嚼的食物。因此他們整體說來，吸煙較少，運動較多，而且比較注意合理的，即健康的飲食——多吃維他命、礦物質、粗纖維等等。美國的研究人員在這兩項大型調查中，將這些因素也都加以考量，並計算在統計資料內。即使如此，結果還是令人驚訝。

肯定還有其他的原因。人們推測，全麥食品中豐富的植物素具有抗氧化、消炎、防止凝血和血栓、降血壓的功能。學者們自然也在熱烈討論，全麥食品較低的升糖指數及其預防胰島素阻抗性和未知症候群的功效，是否有著關鍵性的作用。

其他大量的研究——雖然不像上面提到的研究，那麼具有說服力——也顯示了精白麵粉和全麥製品，可能對我們的健康有相當不同的影響。例如，有些病例監控研究顯示，全麥製品對某些癌症有預防作用。人們認為，多種植物素在此扮演重要的角色。例如，胡蘿蔔素、植物醇、皂素、葡萄糖異硫氰酸鹽、酚酸、黃酮類、[帖]烯、硫化物和植物雌性激素等，這些化合物被認為具有防癌的效用。

從數量上看，能影響人體本身雌性激素作用最重要的植物雌性激素是利多卡因（Lignane）和類黃酮素。人們推測，這兩種物質的攝入量要足夠，才能達到防癌的目的，而且必須有健康活躍的腸菌叢。因為這些植物雌性激素，在人體內要首先由腸菌叢轉化成對激素有作用的化合物。

讓我們回到精白麵粉的問題上來。用「令人不安」來形容，是客氣的，因為有太多的流行病學研究顯示，大量攝入富含澱粉的食物，如麵粉製品，尤其是白麵包、麵條和大米，可能提高胃癌、大腸癌和乳癌發生的可能性。目前，我就知道十八項得出這個結果的病例監控研究。

不過必須承認，也有一些研究不能證實這一關係。而且眾所周知，看待病例監控研究的結果，必須十分謹慎，原則上不能把它們作為「證據」。即使如此，大量可信的事實讓人不得不深入思考，而且為數不多的長期研究，也不幸證實了這個推測。營養學權威們勸人們少吃肉的建議，卻是建立在這種病例監控研究基礎上的。可是我們卻從來沒聽過令人肅然起敬的專家們，建議大家少吃麵包、糕點、麵條、大米和馬鈴薯。實在是很奇怪……

這麼說來，只要吃粗穀就萬事大吉了？可惜並不完全如此。許多十分有效的植物性物質，有意想不到的副作用。頭號嫌疑犯是被人們認為「益處多多」的Omega-6不飽和脂肪酸，它在小麥芽、玉米芽和大豆油中含量很高。在第十六章裡，我們還要提到這個問題。另外，大豆或穀物中某些植物雌性激素攝入量過高，可能反而會有致癌作用。在過去的四十年裡，我們終於認識到，穀物可能會引起某些特殊的疾病，例如幼兒乳糜瀉，原因是一些人由於遺傳基因的緣故，無法承受穀蛋白（gluten），即穀物中的麵筋。穀物會引起他們的自體免疫反應，導致腸黏膜受損。人們還認為穀物中的一些「非營養」成分，如烷基間苯二酚，可能導致抑鬱，並有毒素。它們還會引起紅血球變異和失常，改變細胞的成分和脫氧核糖核酸（DNA）的鏈條結構。這些都會加速肝臟和腎臟細胞的老化。另外一些物質，如澱粉酉每抑制劑，會使胰島腺組織發生變化，可能導致組織壞死或癌症。另外，它們還是潛在的過敏源。許多跡象顯示，過量攝入穀物可能和風濕性關節炎之類的自體免疫疾病、多發性硬化和第一型糖尿病的發生有關。穀物中的某些成分，如植酸、烷基間苯二酚、蛋白酉每抑制劑和植物凝血素等至今被認為是有損身體正常功能的非營養成份。因此，我們認為今天的人類還沒有從基因上適應當今如此高的穀物攝入量。大量的穀物畢竟是在最近的進化階段，才進入人類的食物鏈。

根據這些最新的認識，對付未知症候群的必經之路，便是如果吃穀物，就要吃全穀粗糧，而且不要吃太多！因為除了剛剛所說的種種致病危險外，還有最基本的一點：穀物吃得愈多，碳水化合物就愈多，血液裡的成份就愈多，這樣胰島腺產生胰島素的壓力就愈大。這種情況下，對許多人來說，穀物應該「寧少勿多」。

如果看了上面這兩章，您的印象是要投靠到素食者的陣營裡去。那我只能告訴您，請您繼續讀下去，讓您吃驚的還在後面呢！

第十五章
脂肪有益健康

現在我想請您共進早餐。有幾種選擇,一種是夾番茄和菠菜餡的煎蛋餅,加上幾片蘋果和葡萄柚;另外是兩種不同的燕麥片,傳統的整粒麥片或全燕麥粉做成的速食麥片,兩種都用低脂牛奶和少量低脂鮮乳酪攪拌,加入果糖和一種不含卡路里的代糖。煎蛋餅含30%的溫和脂肪,但有30%豐富的蛋白質,碳水化合物「只有」40%。兩種麥片餐含20%的脂肪,16%的蛋白質和64%的碳水化合物。三種早餐提供的熱量是相同的。

您會選擇哪一種呢?對飲食營養方面一知半解的人,會這樣想:「雞蛋的膽固醇很高,不過同時又有蔬菜,脂肪量還說得過去,可是這麼多的蛋白質恐怕不好吧?」對麥片的懷疑就少一些:「全麥總是好的,有很多粗纖維,只有20%的脂肪,還有很多碳水化合物——很好,我就選這個,既健康,又不會發胖,不會有錯。速食,還是天然全麥?當然是天然的。」

結果如何?讓我來告訴您,這頓早餐之後,您的代謝反應如何?血糖和胰島素濃度在吃了速食麥片後升得最高,而在吃煎蛋餅之後卻最低!三種早餐,在膽固醇和三酸甘油酯方面沒有區別。

這是美國波士頓特弗茨大學(Tufts University)營養和內分泌專家進行的一項代謝實驗研究結果。這還只是其中的一面,另外還有一個有趣的現象:這一餐對接下來幾小時的飲食行為,有什麼影響,到了中午、下午和晚上,您的胃口會如何?

我們可以比較一下一天內的熱量攝入:早餐吃速食麥片和吃煎蛋相比,受試者往後一整天所攝入的卡路里要多80%。即使選擇傳統的整粒麥片粥,熱量攝入仍然比吃煎蛋後要多50%!

顯然碳水化合物及其他營養物質的質量和數量,不僅影響血糖和胰島素的反應,而且還影響食慾和饑餓反應。這是一個極為複雜的問題……

按照營養學權威們的建議,我們應該多吃複合碳水化合物,少吃脂肪,儘管

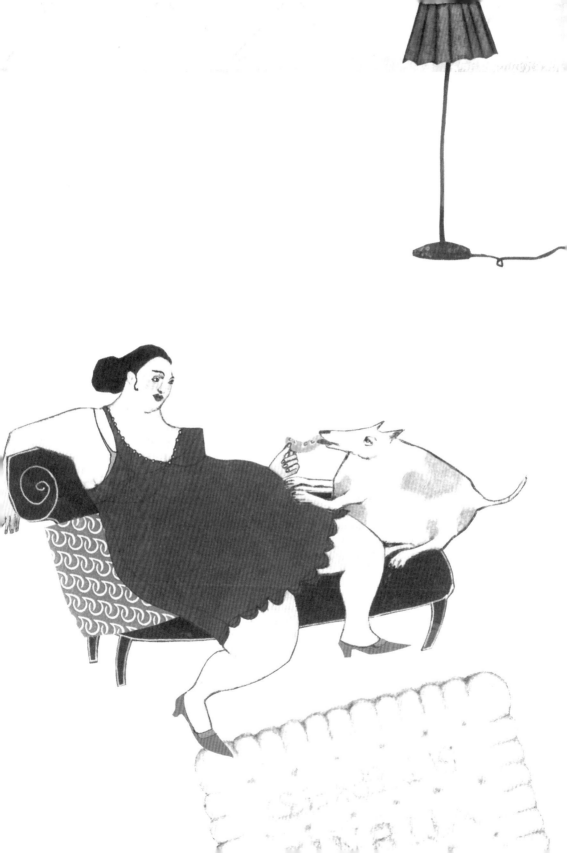

這樣——正如在第三章裡所詳細闡述的的——會惡化代謝狀況，尤其對未知症候群而言。血脂肪中富含三酸甘油酯的殘餘微粒，對有胰島素阻抗性的人危害較大，而上述飲食還會使其濃度升高。這對有胰島素阻抗性的人來說，提高了冠狀動脈硬化物質沈積的危險。這似乎沒有使我們的營養學專家不安，他們不斷爭取的唯一目標，就是降低低密度脂蛋白膽固醇的濃度。簡直令人難以置信，莫非他們走火入魔了？

要減少高碳水化合物及低脂肪飲食的不利影響，可以透過儘量選擇升糖指數較低的食品，吃全麥粗穀，少吃精製麵粉。不過我擔心，對大部分由粗穀構成，而且見不到什麼油水的飲食，一般人的興趣恐怕維持不了多久。

其實應該很容易理解，對有胰島素阻抗性的人，尤其應該限制碳水化合物的攝入，因為這些人正好不能正常代謝吸收碳水化合物和葡萄糖。透過以上早餐實驗的例子，可以發現低碳水化合物的飲食模式也許是一條出路。只是我們要選擇，用哪種營養物質來補償被限制的碳水化合物。蛋白質？脂肪？還是兩者一起？這個選擇不太好做，因為按照營養學權威的教條，這兩樣都是不好的。

先說說脂肪。蛋白質我們將在第十八章再研究。在德國，營養學領域的信仰觀念，統一得令人訝異。大家一致認為，脂肪少才是健康的。一九九九年初夏，德國營養學會和德國最大的醫療保險機構之一的巴瑪（Barmer），一起展開了一項名為「少吃脂肪身體好」的宣傳活動。顯然，營養學會不願把這塊地盤，讓給學會前任主席普德爾（Pudel）和另一個「健康醫療保險機構」（AOK）獨佔。

在美國，完全是另外一種情況。眾所周知，那那裡的宗教團體都各樹一幟，大張旗鼓地宣講自己的信仰。他們之間互不買賬，因為這直接關係到傳道士們從自己的善男信女身上賺取的金錢。與此相似，美國人在脂肪消費這個問題上，也進行著一場「信仰戰爭」。雙方都咬定自己的立場，互不相讓。保守派堅持認為，脂肪是頭號大敵，是一切健康問題的根源，尤其是肥胖與和之相關的問題，如心臟和循環系統疾病及癌症。而自由派則把脂肪當作盟友，認為不能將肥胖及其惡果歸咎於脂肪。

這場論戰的有趣之處，在於其中一派經常出現在減肥及相關行業的圈子裡，另一派則和製油工業過從甚密，這裡我指的不是德州的石油大亨，而是玉米、油菜籽、大豆、葵花籽、橄欖榨出的油。

脂肪對我們到底有什麼用呢？原則上，它有三個主要任務，一是作為皮下的「襯墊」，保護我們不會碰撞各種尖銳邊角，也是有效防禦寒冷和酷熱的隔離層。第二、脂肪酸是所有細胞膜不可缺少的組成部分，確保細胞膜的正常運作。第三、脂肪是體內許多重要物質的構成基礎，其中包括前列腺素，對控制血壓、凝血、免疫及情緒都有影響。承擔前兩項功能的，主要是飽和脂肪酸及單元不飽和脂肪酸，第三項功能中，多元不飽和脂肪酸有著關鍵的作用。

沒有脂肪，就無法維持生命。如果脂肪真的會致人於死地，那麼幾百萬年以來，我們的身體就不會始終選擇積存脂肪當作儲備，來度過饑餓的難關。

對一些人來說，不管多麼意外，事實依然是事實：和低脂肪高碳水化合物的飲食相比，高脂肪低碳水化合物的飲食模式幾乎能改善所有的血脂肪指數。重要的是，攝入脂肪的大部分，應該是單元不飽和脂肪酸。雖然和我們以往聽到的宣傳不同，但對於未知症候群尤其重要的，是增加脂肪攝入，取代碳水化合物，不會增強胰島素阻抗性。這是美國華盛頓的芭芭拉‧霍華德（Barbara Howard）教授二〇〇〇年六月，在美國糖尿病學會的會議上提出的。為什麼避免「不良」的飽和脂肪酸很重要呢？幾十年來，人們一直懷疑它會增強胰島素阻抗性。一些流行病學研究和動物實驗，也顯示了這種可能性很大。但是進行人體實驗時，這一推論卻無法得到證實。至今所有關於這個題目的實驗結果，全部是「無效」。在血糖和胰島素方面，至今不能證實飽和脂肪酸有不良作用，反而倒是有幾種大家不願提到的好處。下面是一個例子，澳大利亞雪梨聖文森特醫院（St. Vincent Hospital）研究部門徵集了一批健康的受試者。最初三個星期，他們食用的飲食是高碳水化合物及低脂肪類型的，接下來三個星期的飲食，則將脂肪比例提高到45%以上，而且以飽和脂肪酸為主，碳水化合物相對減少。兩種飲食對血糖和胰島素的影響，沒有差別。和高脂肪飲食相比，低脂肪飲食影響下的膽固醇總含量要低17%，低密度脂蛋白膽固醇低20%，但同時低脂肪飲食，讓高密度脂蛋白膽固醇降低了24%，導致總體及低密度脂蛋白膽固醇和高密度脂蛋白膽固醇的比率，反而惡化了！另外，三酸甘油酯濃度也上升了33%。

常吃富含脂肪的食物，而且以飽和脂肪酸為主，同時僥倖地希望血液指數得到改善，這可能嗎？

我還有一個例子可以講給吃驚且不相信的讀者聽。在紐西蘭進行的一個實驗

中，一些從事耐力運動的運動員，在最初幾週內，接受的飲食50%是脂肪，而且以飽和脂肪為主（P/S比例為0.2）。同時他們繼續進行日常的訓練。在第二階段，他們得到的是低脂肪（15%）、高碳水化合物（75%）飲食。研究測試了他們的競技狀態，在兩種飲食類型下沒有差別。不同的是血液指數，這些指數在高脂肪飲食下，明顯得到改善！

這並不是偶然現象。另外兩個同樣針對相同型態的運動員的研究，也得到了類似的結果。其中一項，提供的飲食中脂肪比例為42%，另一項飲食中，甚至達到69%，而且也都以飽和脂肪酸為主。這些「不好」的飽和脂肪酸，有沒有可能原本是「好」的呢？但前提是我們要進行足夠量的運動。真正「不良」的，是否有可能是我們「飽和」的生活方式，而不是脂肪本身呢？我一直在問自己，如果飽和脂肪酸真的對人體有害的話，我們的身體在有多餘熱量的時候，為什麼偏偏把碳水化合物轉化成飽和脂肪呢？

在新的千禧年裡，我們的營養學權威在飽和脂肪的問題上，仍然採取傳統「充耳不聞」、「視而不見」、「閉口不言」的策略。幾十年來，他們只盯住膽固醇指數和低密度脂蛋白膽固醇不放。膽固醇或多或少可以透過他們所宣傳的低脂節食法降低，然而，僅僅就膽固醇指數，對心臟和循環系統的致病危險來說，解決不了多少問題，這是顯而易見的。大家會想到，心肌梗塞大多發生在膽固醇指數正常或較低（即低於每百毫升二百毫克）的人身上。

對未知症候群來說，注意總膽固醇和高密度脂蛋白膽固醇的比率，及三酸甘油酯和高密度脂蛋白膽固醇的比率尤其重要，因為它們和心肌梗塞的關係密切得多，特別在低密度脂蛋白膽固醇正常的人身上，尤其如此。在減少脂肪及飽和脂肪酸攝入的情況下，這兩個比值是無法得到改善的。對未知症候群患者尤其重要的三酸甘油酯和高密度脂蛋白膽固醇的比值，在低脂肪飲食下更會明顯惡化。

如果有人的確透過低脂肪飲食減肥成功，這些令人沮喪的效應，就顯得不那麼嚴重了。但事實表明，大多數人的體重又會逐漸回升。因此，從長期功效來看，低脂肪飲食的不良副作用，將是不可避免的。

飽和脂肪和不飽和脂肪相比，在某些方面還有幾點優勢。飽和脂肪相對而言，不容易氧化，對抗自由基較為穩固。它們不會使血小板過於活躍，由此可以緩解由於血液中纖維蛋白濃度過高引起的凝血。和不飽和脂肪相反，飽和脂

肪不會抑制血管內壁產生一氧化氮,而一氧化氮有助於維持血管壁的正常功能。

　　飽和脂肪酸使低密度脂蛋白膽固醇升高的不良作用,似乎被其他良性作用抵銷掉了。如果我們把以上因素加起來,便不得不面對這個問題:消除飽和脂肪酸,對健康到底有多大意義。近幾年來,美國政府還為此開展了一項全民教育計劃。飽和脂肪的最終功能到底如何?

　　流行病學和臨床研究給我們提供了答案。全世界至今總共對二十八個人種,進行了二十一項長期的觀察研究,被調查的總人數達幾十萬。其中只有三項研究結果,顯示飽和脂肪酸可能構成心肌梗塞的致病危險,其餘十八個未能證實。我們希望找到的單元或多元不飽和脂肪酸的預防疾病作用,也只在兩、三個研究中得到證實,其餘多數則未能得出這個結果。絕大多數流行病學研究表明,沒有確鑿的證據說明飽和或不飽和脂肪酸對心肌梗塞的形成有影響。臨床研究也證實了這一點,減少脂肪及飽和脂肪酸的攝入,或用不飽和脂肪酸部分取代飽和脂肪酸,並不能降低心肌梗塞及總死亡率,這和普遍流傳的觀點相反,這些系統化的綜合分析研究,毫無疑問的揭開了這點。

　　在有關所謂「飽和脂肪酸危害健康」的問題上,被科學驗證的事實和長期僵化的教條截然對立,在營養醫學領域裡,沒有比這更典型的矛盾。雖然大家幾十年來一直在討論這個問題,但沒有人能拿出可信的證據。已經得到的認識,讓我們有理由相信,脂肪問題就像現實生活一樣:「不好的」,也有好的一面,而「好」的,有時也會變得有害。另外,至今沒有絲毫證據能夠證明,含脂肪較多的飲食會提高心臟和循環系統疾病發生的危險。這也是一個流傳多年,但毫無根據的謠言。

　　有多少讀者曾經聽說過這些呢?我估計為數甚少。為什麼呢?我所引用的研究,每個有興趣的人都可從科學雜誌上讀到。事實似乎是,大家不願意動搖原有的認識基礎,因為要想突出「好的」和「重要」的,必須有「壞的」當成反面教材才行。因此,不能把一切都告訴醫生、營養諮詢專家、醫療保險機構和消費者,否則整個計劃怎麼能夠成功呢?

　　我並不是說,不飽和脂肪不重要。正好相反,許多種類的多元不飽和脂肪酸是極為重要的。而少吃脂肪,實際上也就意味著減少不飽和脂肪酸的攝入。這對健康並無裨益。要注意的是,其中一種脂肪酸,我們目前吃得太多,應該減

少，而相對增加另一種的攝入量。這個問題我們會在下一章講到。

也許您也是心肌梗塞的受害者。此病來勢突然，仿佛晴空霹靂，事先沒有預兆，您的低密度脂蛋白膽固醇也一直是「正常」的，也就是說，沒有超過警戒標準。幸運的是，您死裡逃生了。可是現在醫生把雞蛋、奶油和香腸列入了「禁食」名單。不過，您至少還可以享用家禽——當然是不帶皮的，還有低脂乳酪。吃肉？只能偶爾為之，而且只能是瘦肉，豬肉自然是不吃為妙。醫生會說：「最好根本不吃紅色肉類，麵包、馬鈴薯、麵條和大米也可以填飽肚子。」

許多心臟病患者曾經向我訴苦，雖然他們的膽固醇並不高，也被迫忍受這種「預防心臟病節食療法」。醫生的這類忠告到底有多大作用，我想讀者朋友們已經能夠自己看出一二。我很想知道的是，有多少病人查過胰島素阻抗性？大概寥寥無幾。事實是，只要專門針對此項檢查一下，就會發現許多冠狀動脈血栓心臟病患者的確有胰島素阻抗性。

第二型糖尿病人的情況比較清楚：高脂肪的飲食模式，即脂肪占45%左右，而碳水化合物的比率相對較低，能夠明顯改善失調的脂肪代謝，並顯示出改善糖份代謝的傾向。只是，這類實驗都沒有長期進行，讓我們能確切判斷，這種飲食是否能夠緩解血紅蛋白的糖化。一九九九年，在美國聖地牙哥舉行的內分泌學大會上，首次公佈了這樣一個研究：

美國德拉沃（Delaware）的萊姆斯通醫學中心（Limestone Medical Center）和貝瑟斯達（Bethesda）的美國海軍陸戰隊醫院，合作進行了一項為期一年的實驗。參加實驗的一百五十七名男女，均為過重的第二型糖尿病患者。在此之前，他們都曾試圖透過以減少熱量攝入為基礎的節食方案減肥，然而均未奏效。在這個實驗中，他們接受完全不同的飲食：碳水化合物基本上來自豐富的水果蔬菜，同時鼓勵他們吃脂肪含量高的堅果、橄欖和鱷梨，還有奶製品、蛋、魚、肉等動物性食品，並且不限制熱量攝入。

這一飲食模式中，脂肪約占50%，蛋白質占30%，碳水化合物僅占20%。其中脂肪，主要為飽和脂肪酸及單元不飽和脂肪酸。這種吃法在對營養學一知半解的人看來，無異於自殺。而事實卻證明它有益健康：平均每天攝入的熱量為1800千卡，比原來降低了30%。糖尿病人因此控制了體重，身體質量指數從33降到32。顯然，透過高脂肪飲食，他們不需要攝入那麼多的熱量。這種飲食，使總膽固醇、低密度脂蛋白膽固醇和三酸甘油酯降低，高密度脂蛋白膽

固醇則升高。這樣的「自殺飲食」還真不錯。而最好的消息是,血紅蛋白糖化度明顯降低,一年之後,只稍微高於標準值的7%。

這個研究報告在內分泌學大會上,引起巨大迴響。不過小心,這個研究範圍有限,而且只進行了一年,時間太短。沒有人知道,這些病人是否以後又會體重增加。也沒有人知道,他們在某些指數獲得改善的同時,是否產生了不良的副作用,而且如果體重停止下降,這些指數會如何繼續發展。

其實,高脂肪和蛋白質的飲食並不是新發明,早在一九七〇年代,美國的艾特金斯(Atkins)博士和德國的路茨(Lutz)博士,就宣傳過類似的理論,並且證實他們在病人身上觀察到的上述效應。然而,當時兩人的言論都未引起重視,尤其在自己國家的專業圈子內,因為別的專家們根本不用檢驗其臨床效果就斷定,這種飲食是不利健康的。在公共輿論面前,兩人被憤怒的營養學衛道人士指責為「不負責任」。路茨和艾特金斯最大的錯誤在於,從未經由相對的人體臨床實驗來證實他們革命性的推論。

現在終於起了個頭。二〇〇〇年二月十八日,在美國紐奧爾良舉行的南方內科醫學會大會上,大家聽到了第二個類似的研究報告。這是第一個檢驗了傳統的「艾特金斯節食療法」的臨床研究。研究負責人是南卡羅萊納州杜克大學的艾里克・威斯特曼(Eric Westman)博士。41位病人在經過四個月高脂肪的飲食後,不僅體重減輕,而且總膽固醇下降了6%,高密度脂蛋白膽固醇上升了7%。因此二者之比,改善了19%。另外,三酸甘油酯也下降了40%!而這一飲食模式被權威的消費者諮詢機構稱為「有悖於生理健康」及「增高膽固醇」。

目前,在久負盛譽的哈佛大學也正進行著一項研究,著重調查含脂肪較高的地中海式飲食,對體重和血脂肪的影響。二〇〇〇年一月,在奧德威(Oldway)基金會於倫敦舉行的關於「地中海式營養」的會議上,大家聽到了第一批令人振奮的研究結果。研究負責人,哈佛醫學中心的凱瑟琳・麥克瑪奴斯(Kathrine McManus)博士指出,受試者不僅體重持續下降,而且在高脂肪飲食下,身體感覺特別好。第一批詳細的研究結果,將在二〇〇〇年夏天正式公佈。對這種情況,英國人會說「再看看吧」(We shall see),而我們巴伐利亞人則說「等著瞧吧」。

上面提到的三個研究,不久後也將以專業文獻出版,能否在營養學領域動搖

過時僵化的教條呢？我擔心，仍難以做到。因為這些教條實在過於根深蒂固了。營養學權威們肯定會從研究中找出這樣那樣的弱點，加以攻擊，以捍衛他們的地位。「怎麼辦呢？」有些讀者可能會問，怎樣才能將已有的認識，應用到實際生活中，至少在自己身上實驗一下呢？請您再耐心稍等片刻，我們會馬上回到這個話題上來。

高脂肪飲食不是還有其他可怕的不良作用嗎？不是說它會提高癌症發病的危險，尤其是乳癌和腸癌嗎？要想詳細闡述這些問題，得單獨再寫一本書才行。這裡，我只想長話短說，這些論點的基礎大多是動物和細胞培養實驗，及少數幾個不太具有說服力的早期流行病學研究。

而新的、仔細操作和分析嚴謹的大型長期觀察實驗，則顯示了另一個結果。我們在實驗中沒有發現脂肪的高攝入量和乳癌及腸癌之間，有明顯的因果關係，甚至乳癌病人的預測，也不以脂肪的攝入量為依據。但是目前掌握的認識，讓人們進一步推測，脂肪的種類，特別是不同的多元不飽和脂肪酸之間的比例，可能對癌症的形成有影響。

我可以向所有對這個問題感興趣的讀者推薦一篇文章。哈佛大學營養學系的系主任沃爾特·威勒特（Walter Willett）撰寫的《脂肪攝入和癌症發病危險：一個充滿矛盾和啟發的故事》。文章的確富啟發性，更重要的是，它給沈悶僵化的營養學教條，帶來了一股清新的空氣。

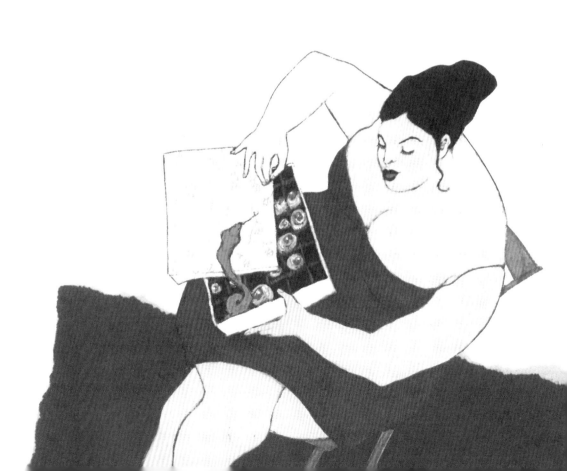

第十六章

魚類的脂肪酸

只要每天吃三粒，便可以降低您的膽固醇，保護您的心臟！類似這樣的文字，總會出現在鮭魚油膠囊的廣告中。「含豐富的Omega-3脂肪酸」的字眼，肯定用大號字體印在包裝上的顯著位置，有時背景畫面上，還有一個看來快樂的愛斯基摩人，強壯得可以跟北極熊搏鬥，但和心肌梗塞無關。廣告相當成功。然而，這些市場和廣告經理人對我們耍了一個小花招：他們的魚油根本不是以降低膽固醇為目的！相反地，在推薦的劑量下，魚油會使「不良」的低密度脂蛋白膽固醇升高，而人們在膽固醇問題上的著眼點，就是這個低密度脂蛋白膽固醇。

「這怎樣可能呢？」您也許不相信，但這可是千真萬確，是專門針對這些藥劑進行的臨床實驗的分析結果。其中低密度脂蛋白膽固醇升高了5%到10%，高密度脂蛋白膽固醇升高了1%到3%。同時，極低密度脂蛋白膽固醇顯然是降低了，因為總膽固醇幾乎沒有升高，但是三酸甘油酯平均降低了25%到30%。這樣一來，三酸甘油酯和高密度脂蛋白膽固醇的比率（我們在本書中已經多次談到）獲得顯著的改善，卻是不容忽視的。

這是怎麼一回事？難道我們比營養學權威還要墨守陳規？廣告有沒有完全說實話，魚油製造商才不感興趣呢，這又不是什麼新鮮事！產品的銷路好就行了。這點我們應該能理解。今天，對膽固醇的恐懼已經深入人心，如果告訴您真相，就不會有人買他們那些油膩膩的藥丸了。試想，如果廣告上寫著：「請用我們的鮭魚油膠囊！雖然它會使您的『不良』低密度脂蛋白膽固醇升高，但您還是會變得更健康！」那這些藥就別想賣得出去了。可悲的是，這樣真的會有更多人死於心肌梗塞。是的，您理解得一點都沒錯，這些藥丸確實可以降低心肌梗塞的發生率，至少在高危險的人群中，即冠狀動脈血栓心臟病患者，還有已發生過心肌梗塞的人。對此，已經毫無疑問了，因為目前已有七個臨床研究，明確地證實了這一點。

Omega-3脂肪酸預防心肌梗塞

目前，已有七項隨機監測的臨床研究指出了Omega-3脂肪酸對冠狀動脈血栓心臟病的預防作用，而這種臨床研究往往最有說服力。在兩項實驗中，由於水果蔬菜的攝入比例較高，又包含了進一步的飲食調整。所有實驗都試圖讓受試者從食物中攝入一定量的亞麻油酸，在一項實驗中透過吃菜籽油，另一項透過吃堅果，在四項實驗中，分別透過吃含脂肪量高的魚、廿碳己酸（EPA-Eicosahexaenoic Acid）和杜可沙己酸（DHA-Docosahexaenoic Acid）膠囊。還有一項，一部分用芥末油，另一部分用其他魚油。

慕尼黑大學附屬醫院的克雷門斯・馮・沙其（Clemens von Schacky）和他的工作人員，在一項研究中檢測了受試者在這種脂肪酸影響下冠狀動脈硬化的程度。兩年之後，服用魚油的一組和服用只為心理作用而無實際療效的「安慰劑」的一組相比，易引發動脈硬化的血管窄化明顯消退，血管壁沈積的形成速度明顯減慢。所有其他研究結果，也均顯示冠狀動脈血栓心臟病死亡率下降，雖然在一些小型實驗裡，差異不是那麼顯著。

綜合上述實驗，冠狀動脈血栓心臟病死亡率下降了近40%，總死亡率下降了30%。

所有這些研究都表明，Omega-3脂肪酸有顯著預防疾病的功效，而且並不是透過降低低密度脂蛋白膽固醇來實現的。

今天，是否採用某種治療方法的重要依據是「實際證據」。按照這一標準，攝入魚油是營養醫學中，唯一顯示真正療效的治療方法。至今，還沒有其他飲食因素能在臨床實驗中，被明確證實有降低死亡率的功效，不管是維他命E，還是維他命C，不管是蔬菜水果，還是粗纖維，植物奶油，還是豆製品，不管是左旋的，還是右旋的乳酸菌……

神奇魚油的發現，始於一九七〇年代。那時人類觀察到，愛斯基摩人雖然攝入大量脂肪，卻很少死於心肌梗塞。他們攝入熱量的90%，都來自他們所吃的海豹、鯨魚及其他脂肪含量很高的魚類。這是一個無法忽視的事實。然而，這和在營養醫學界占統治地位的觀點完全矛盾。因此，大家懷著好奇心，開始仔細研究這些魚類的脂肪。果然，我們發現它和其他動物的脂肪有很大區別。這種脂肪裡長鏈、多元的不飽和脂肪酸含量很高。這一點很重要，因為這些脂肪酸，即使在最嚴寒的溫度下都不會凝結。對這些生活在北極的動物來說，神經和肌肉細胞膜裡的脂肪如果凍住了，可不是什麼好事，要想從兇猛貪婪的敵

人面前逃生，還是不要凍成「魚乾」為妙。它們體內脂肪的秘密，在於能保持液體狀態，並把這種狀態傳遞給其他的生命細胞。

讓我們從頭慢慢說來。人的身體需要高度不飽和脂肪酸（HUFA），以維持生命。這些脂肪酸是細胞膜結構的重要組成部分，尤其在腦細胞、中樞神經系統和血管中。這種脂肪酸愈多，細胞膜生理上就愈活躍，適應性愈強。此外，這種脂肪酸還是許多人體生存所需化合物的基礎物質，這些化合物作為類激素物質，調節著身體中的無數反應，從凝血、調節血壓到發炎反應和免疫機制。高度不飽和脂肪酸是不可缺的，沒有它，就沒有生命！但是人體不能自己生成這種脂肪酸，必須透過食物攝取，或透過攝入合成它所需的前驅物質。後者的脂肪酸鏈有十八節，比需要的稍短，但人體能將其延長，變成高度不飽和脂肪酸再使用，不過這樣比較費力和困難。

多元及高度不飽和脂肪酸有兩種：Omega-3和Omega-6脂肪酸。它們的名稱源於各自的化學結構。如果在脂肪酸鏈中，第一個不飽和點（即所謂的雙鍵，）出現在第三個環節（碳原子）之後，就把它叫做Omega-3脂肪酸，簡稱n-3-PUFA。如果第一個不飽和點，出現在第六個環節後，就叫做Omega-6脂肪酸或n-6-PUFA。

這兩種脂肪酸家族，在一種互為消長的協調關係中，履行著各自的使命。本質上它們是敵對的，在出現不平衡時，它們的反應也很敏感。於是身體就想辦法彌補這種不平衡，但長期的比例失衡，會逐漸導致身體器官功能失調。二者之中的任何一種過剩或不足，都可能導致不必要的發炎。眾所皆知的例子就是風濕。

遺憾的是，事實上這兩個脂肪酸家族經常狹路相逢。因為在將其前驅物質轉化成高度不飽和脂肪酸的過程中，有一個瓶頸：兩種脂肪酸都必須借助同一種轉化體系，才能完成轉化。可以想像，如果一個家族是大隊人馬，而另一個家族寡不敵眾，誰能搶到這部「車子」坐呢？占少數的一方，要等很久才能輪到，運氣不好的話，根本擠不上去。

我們能從中得出什麼結論呢？這兩種脂肪酸，我們不僅要吃進足夠的量，而且必須注意兩者的均衡比例，否則就會有麻煩。我們到底應該吃什麼，才能達到正確的量和比例呢？

兩種高度不飽和脂肪酸，都只存在於動物脂肪中。沒錯，只有動物脂肪才

有！動物脂肪不是不健康的嗎？奇怪的是，它卻含有人體最需要的東西。我們每個人在生命中獲取的第一種脂肪——來自母體的脂肪，也是動物性的。胎盤將母親循環系統中的高度不飽和脂肪酸過濾後濃縮，以最佳比例「餵」給胎兒。這些長鏈脂肪酸，在我們大腦發育的過程中，有著關鍵的作用（見第二十四章）。有趣的是，所有哺乳動物大腦中，Omega-3和Omega-6兩種脂肪酸的比例完全均等，是一比一。

人類生命中獲取的第二種脂肪——母乳，自然也是純「動物性」的，也含有較大量的高度不飽和脂肪酸。這並不是偶然的，因為在出生後的最初階段，這種脂肪酸供給不足，會很快造成中樞神經系統及視網膜細胞的功能障礙。

當我們稍微長大一點，不再依偎在母親裡吃奶的時候，生活就變得不那麼簡單了。從這時起，只有少數幾個來源，能提供我們這種寶貴的脂肪酸。Omega-3脂肪酸的兩種重要的長鏈替代品，廿碳己酸和杜可沙己酸，只大量存在於魚類，尤其是冷水海魚，如鯖魚、鯡魚、鮭魚和金槍魚裡。一百克鮭魚平均含一克，鯡魚含二克，鯖魚含三克。總之，魚愈肥愈好。可是，有哪個小孩子喜歡吃魚呢？如果不愛吃魚，就得自己（或者由父母）另想辦法。

肉就不同了，特別是澆上番茄醬的肉末，連小孩子也喜歡吃。從前，肉是一個重要的Omega-3脂肪酸的來源，那個時候，動物們還在草地和樹林覓食，能吃到足夠的綠色飼料：樹葉、草、苔蘚和蕨類，這些植物含有合成Omega-3脂肪酸的植物性前身——（亞麻油酸（ALA）。它在動物體內被轉化，變成較長鏈的廿碳己酸（EPA）和杜可沙己酸（DHA）。肉食動物透過吃草食動物，連同牠們的腦、骨髓和所有內臟——人類直到進入文明社會之前，也是採取這種吃法——獲取足夠的、加工好的Omega-3不飽和脂肪酸。

而今天，現代化畜牧中，人類餵給牲畜一切能餵的東西：小麥、玉米、其他穀物、大豆、脫脂奶粉，有時甚至餵牠們同類磨成的粉，而這些已經「粉身碎骨」的同類，之前很可能就不是在符合「畜道」的條件下死去的。在這種飼養方法下，動物的肉裡積存的，自然大部分是來自這些飼料的Omega-6脂肪酸，因為穀物和大豆屬於這一脂肪酸含量最高的植物。

今天，只有野生動物的肉，還能算得上Omega-3脂肪酸的豐富來源。和家畜相比，麋、鹿和羚羊等的肉和內臟，特別是牠們的腦和骨髓，不僅含有大量的不飽和脂肪酸，而且其中高度不飽和的Omega-3脂肪酸特別豐富。野生動

物的肉裡所含高度不飽和脂肪酸的比例，比較平衡，為2：1到6：1之間，而用穀物餵養的牛，依飼養方法不同，這個比例可達到4：1到16：1。如此顯著的差別，對健康的影響是不言而喻的。

　　如果普通肉類不再算得上Omega-3脂肪酸的來源，而某人又不喜歡吃魚，那他至少得大量攝入合成該脂肪酸的前驅物質——亞麻油酸。這種植物性Omega-3脂肪酸最重要的來源，是各種植物種子和綠葉蔬菜。種子可以榨成油，亞麻油含近50％的亞麻油酸，含量居首位，其次是菜籽油含9％，大豆油含7％。此外，含亞麻油酸的還有堅果，特別是核桃及核桃油、植物胚芽，及像蔥、馬齒莧、球芽甘藍（玫瑰包心菜）、菠菜等綠色蔬菜及綠色藻類。

　　現在，我們已經確切知道高度不飽和的Omega-3脂肪酸有多麼重要。我們發現它能夠啟動某些基因的特殊功能，反之，它也能抑制某些先天的機體反應。也就是說，如果沒有Omega-3脂肪酸，我們的這些遺傳特質等於沒有。它透過不同的方式幫助調節身體的代謝和其他功能。據推測，它能促進一種防止組織內脂肪沈積的基因發揮作用，還能推動體內熱量的產生及游離脂肪酸的燃燒，這可以解釋魚油為什麼有降低三酸甘油酯的功效。另外，當它們在細胞膜內大量聚集時，還能改善胰島素敏感性及細胞對葡萄糖的吸收。

　　這種脂肪酸的其他效用，也早已為人所知。它能擴張血管，降低血壓，抑制凝血，因而減少血栓形成的可能性。它能提高紅血球的延展性，由此改善組織內最小血管的血液流通。它還能穩定心率，有助於防止突然停止跳動所引起猝死。另外，它還能抑制體內的發炎過程。對有未知症候群的人來說，尤其重要的是它能幫助把飯後的血脂肪控制在較低含量，因此防止動脈硬化。在這種情況下，誰會放棄這麼好的Omega-3脂肪酸呢？

　　事實上，我們卻在這麼做，儘管不完全是自願的。幾十年來，我們正在一步步捨棄能提供足夠Omega-3脂肪酸的食物來源。原因是我們攝取的食物中，和Omega-3脂肪酸相對立的Omega-6脂肪酸占了主導地位。後者雖然也是人體所需，但關鍵要有適當的量和平衡的比例。

　　Omega-6脂肪酸的前身——次亞麻油酸，主要來自小麥、玉米、大豆、葵花籽和棉花籽，還有用穀子餵大的豬、牛、雞和火雞——牠們也受益於「讓大家都吃穀物」的口號。幾十年來，一直被營養學權威們——他們的思維方式是「多多益善」——稱為「特別有價值」的次亞麻油酸，在這些食物裡綽綽有

餘。人們較早時，就發現次亞麻油酸有降低膽固醇的功效。可以想像這意味著什麼：次亞麻油酸風靡一時，勢不可擋，成為脂肪中的明星。大家對它趨之若鶩，營養學權威們更是對它一見鍾情，至今難以自拔。因為按照他們的邏輯，凡是能降低低密度脂蛋白膽固醇的東西，就一定能預防心肌梗塞，就一定是健康的。所以幾十年來，所有健康的公民都潛移默化地被灌輸一個觀點：應該不要碰動物脂肪，而多吃含次亞麻油酸的植物脂肪。

其實次亞麻油酸並不是人體所需物質。重要的是，它的兩種長鏈的合成物品：二γ亞麻油酸（DGLA）和花生四烯酸。後者，我們過去和現在都可以從肉類中獲取足夠的量。而二γ亞麻油酸，卻在今天的食物鏈中很少見到。某些今天已不太常見的植物種子，例如月見草，含有這種物質，可是有誰吃月見草油呢？如果身體獲取不到足夠的次亞麻油酸，透過延長次亞麻油酸的脂肪酸鏈轉化成的二γ亞麻油酸也就不足，這種缺乏會導致某些特殊症狀，如皮膚濕疹。一種有效的藥物就是月見草油，可以在藥房裡買到。

次亞麻油酸和其他的Omega-6脂肪酸，我們每天其實總共只需要五到六克，而現在我們實際攝入的卻是這個量的二到三倍。Omega-3脂肪酸在一般的食物中含量很少，於是我們現在攝入Omega-6和Omega-3脂肪酸的平均比值是12：1，那些健康意識特別強，除了植物奶油和葵花籽油，別的油都不吃的人，攝入的比例甚至達到25：1。

兩種脂肪酸中的一種太多了，就會阻斷另一種的通路。像我們今天這樣大量地食用植物油和穀物製品，使身體攝入的次亞麻油酸過多，這阻礙了亞麻油酸轉化成高度不飽的Omega-3脂肪酸。這也就等於缺乏這種脂肪酸。Omega-6和Omega-3脂肪酸的最佳比例為3：1，這樣脂肪酸鏈的延長，可以順利進行。像野生動物的肌肉中，比例恰好是就是3：1。又是動物脂肪！

植物油的不良副作用

多元不飽和的Omega-6脂肪酸攝入過多，會引起多種不良反應，包括了和飽和脂肪酸（SAFA）相比，次亞麻油酸的攝入過多，及由纖維蛋白濃度過高引起的凝血傾向。次亞麻油酸能活躍血小板。血小板在活躍狀態下，會使內皮內部結構發生不良變化，並釋放

血管活化物質，該物質能加速血管壁沈積的形成，導致血管硬化。和飽和脂肪酸及單元不飽和脂肪酸相比，Omega-6多元不飽和脂肪酸，會增強低密度脂蛋白膽固醇的氧化傾向，進而加深動脈粥樣硬化程度。另外，醫學研究還證明，和飽和脂肪酸相比，Omega-6多元不飽和脂肪酸，會抑制內皮產生一氧化氮，途徑可能是經由氧化壓力。因此造成的內皮功能障礙，也同樣會加深動脈粥樣硬化程度。此外，Omega-6多元不飽和脂肪酸還有抑制免疫和致癌作用。

　　我們知道，在人類數百萬年的進化過程中，攝入這兩種脂肪酸的比例長期保持在1：1到2：1之間。和今天的情況相反，在狩獵和採集的生活方式下，人類從食物中攝取的Omega-6脂肪酸相對較少，而Omega-3脂肪酸較多。隨著工業文明的進步，我們的飲食中這兩種脂肪酸進入了一種失衡狀態。一方面，人們大量生產富含Omega-6脂肪酸的穀物及用溶劑從穀物中提煉出的植物油，同時為了在市場上推銷這些產品，又給它們貼上「健康」的標籤。某些醫生也為這種推銷術的經久不衰，助了一臂之力。另一方面，Omega-3脂肪酸的攝入來源，逐漸被現代產品排擠出我們的食譜。

Omega-3脂肪酸的實際和建議攝入量

在美國根據目前最精確的調查，人們平均每天攝入亞麻油酸約1.1至1.6克，廿碳己酸（EPA）和杜可沙己酸（PHA）一共約0.1至0.2克，即各種Omega-3脂肪酸總共1.2至1.8克。按照專家的最新建議，我們應該把（亞麻油酸的攝入量提高到每天2,2克，廿碳己酸和杜可沙己酸的攝入量提高到每天0.65克，即Omega-3脂肪酸的總攝入量提高到3克左右，就是將現實攝入量提高1倍。同時專家建議，將次亞麻油酸（Omega-6脂肪酸）的攝入減少到每天7克左右，這樣才有可能達到3：1的最佳比例。

　　美國一些專家，早在多年前就認識到這一趨勢，並呼籲人們改變觀念。目前，我們建議把Omega-3脂肪酸的攝入量提高一倍，同時把次亞麻油酸（Omega-6脂肪酸）的攝入量，控制在每天七克左右，以求接近這兩種脂肪酸的最佳比例。

　　這在實際應用上，意味著什麼呢？我們怎樣才能提高Omega-3脂肪酸的攝入呢？對此，我將在最後一章進一步說明。現在，我想給您介紹一項在專業領域內獲得世界聲譽的研究：

　　一九八〇年代末，著名的法國學者，里昂大學附屬醫院的塞爾日‧雷諾（Serge Renaud）教授和他的助手米歇爾‧德‧羅傑里（Michel de Lorgeril）在一項臨床監控研究中，觀察了六百名心肌梗塞病人。他們想測試大量攝入亞麻油酸（Omega-3脂肪酸）的功效。他們把病人分成兩組，一組接受普通的住院病人飲食，脂肪較少，但植物性的Omega-6脂肪比例相對較高。另一組接受「地中海」式的飲食：含大量水果蔬菜、葵花籽和大豆製成的油和植物性奶油，被菜籽油和當時還未上市的菜籽植物奶油取代。「菜籽油飲食」雖然既沒有降低膽固醇，也沒有降低血壓，及減低其他傳統觀點上心臟病人的危險因素。但是兩年之後，食用菜籽油的一組和另一組相比，發生心肌梗塞的比例低了72％，死亡率低了70％。

　　這項研究是至今為止最成功的心肌梗塞預防模式，當時曾引起轟動。這二位科學先驅只有一個問題需要解決：里昂的形象（讓人想到里昂香腸）和菜籽油（會被人和柴油燃料聯繫在一起）缺乏市場號召力。聰明的廣告人士出了點子，他們把原來的東西改名為「克里特島飲食」，並在不同的書籍和漂亮的宣傳小冊子裡解釋，這不同凡響的健康功效歸功於大量的食用橄欖油。但這點微不足道、欺騙消費者的伎倆，有誰會在乎呢？

第十七章
被忽視的核桃

我面前放著一張卡片，是由一個世界知名的德國製藥企業編製的，如果醫生建議病人改變飲食，就會給前來就醫的病人這樣一張單子，上面把常見的食品嚴格區分為「好」的和「壞」的，以及應「儘量多吃」和「儘量避免」的。堅果這一欄上寫著「禁止」，在其他的書本裡，它也屬於「不受推薦」的一類。

「禁止」這一欄裡，當然還有一般被視為有致病嫌疑的動物性食物，但有趣的是，也有植物性的。首當其衝的，總是堅果和鱷梨，從前還有橄欖，不過後來橄欖時來運轉，恢復了名譽，因為它其實是「預防」心肌梗塞的。不過其中的原因和道理，我至今沒有想通。

為什麼堅果成了禁忌呢？我猜想，是因為它的硬殼裡包藏了太多的脂肪和熱量。今天，每個自己冊封的營養專家都知道，脂肪和熱量會給健康帶來多大的災難，給身體造成多少病痛，堅果自然是個反派角色。

其實堅果完全不是人們所想像的那樣，它是屬於「應該多吃」的食品，而且名次排在前面。如果您不相信我的話，不妨自己做個實驗：

從現在起，您連續幾個星期每天吃幾把堅果，而且得在您肚子餓，或有食慾的時候。最好將不同的種類混著吃。核桃是必不可少的，還有杏仁、榛子和花生，雖然花生其實並不是堅果，而是豆莢類果實。除此以外，您還是按照老樣子生活。「胡桃鉗」實驗之前和之後，您分別秤一下體重，如果您想知道得更詳細，可以到醫生那裡驗一下血：總膽固醇、低密度、極低密度和高密度脂蛋白膽固醇，還有三酸甘油酯也不要忘記。

如果幾週後，您的膽固醇，特別是低密度脂蛋白膽固醇降低了10%，甚至20%，而高密度脂蛋白膽固醇略有上升，請不必吃驚。您的三酸甘油酯也會降低10%、15%，甚至20%，如果您運氣好的話。由此，三酸甘油酯和高密度脂蛋白膽固醇的比值（對未知症候群至關重要！）將顯著改善，這一效果幾

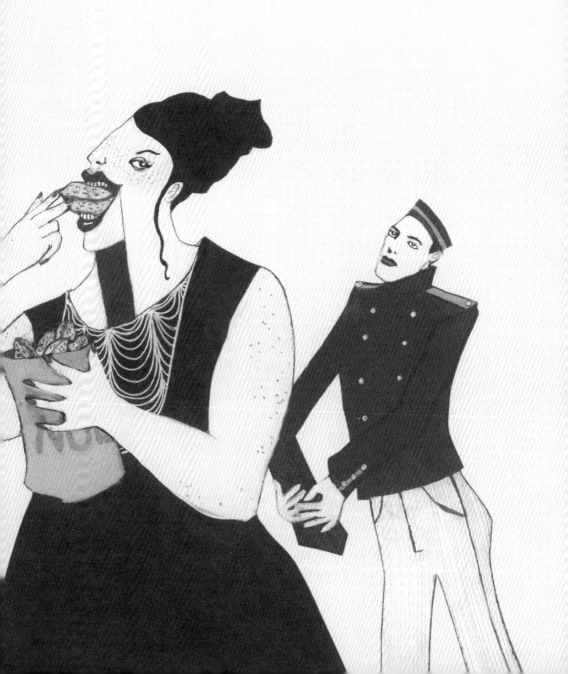

乎沒有一種藥物能夠達到。血脂肪參數也許也會下降，如果您的醫生注意到您的血脂肪狀況迅速改善，不必馬上告訴他，這是因為沒有按他的囑咐去做。

堅果的某些效用，是經過嚴格的臨床監控研究證實的。這些醫學文獻，每個有興趣的人都可以查閱，重要的是引起了人們的重視，而這對某些專業人士來說，似乎是件不太舒服的事。

總之，不管核桃、杏仁、榛子、開心果、還是花生，都同樣有效。您吃哪種都無所謂，而且甚至也不一定非吃堅果不可。也許您不喜歡堅果？不用擔心，吃肥厚多脂的鱷梨，也一樣健康。

在目前最精確的代謝監控研究中，專家從美國人的平均飲食狀況出發，比較了兩種飲食，一種由於其中的花生和花生醬含較高脂肪（36％），另一種是美國心臟病學會推薦的低脂飲食（含25％的脂肪）。

含脂肪較高的「花生飲食」，和低脂飲食降低膽固醇的作用是相同的。但和後者相比，它不會降低高密度脂蛋白膽固醇。正式的「心臟病飲食」使三酸甘油酯升高了21％，而被禁止的花生，卻使之降低了12％。美國賓西法尼亞州立大學的科學家，用電腦模型計算出，花生飲食比傳統心臟病飲食，預防心臟病的功效優越一倍。

堅果裡到底有什麼？這種有堅硬外殼和美味果仁的果實裡，脂肪占了50％~70％，蛋白質占10％~20％。其中的脂肪，主要是單元不飽和脂肪。核桃是個例外，它含的主要是多元不飽和脂肪酸，但它是所有堅果中含Omega-3脂肪酸最多的，Omega-6和Omega-3脂肪酸的比例也最佳。

讓科學家們不解的是，堅果降低低密度脂蛋白膽固醇所達到的幅度，遠比其脂肪酸成分所對應的功效大。專家解釋，這是因為堅果含較多蛋白質、可溶及不可溶的粗纖維、植物激素及其他活躍的次要生物成分。但確切的原因，我們還不瞭解。堅果守著自己的秘密。不過人們知道，堅果的蛋白質含有很多精氨酸（一種氨基酸），人體用它在代謝過程中，製造保護血管的一氧化氮。此外，堅果還含有豐富的維他命E、葉酸（B族維他命的一種）、鎂、鉀和銅。

對此，最詳細的調查研究和最精確的分析，又是來自波士頓的哈佛大學的「護士健康調查」。人們分析了八萬六千名婦女在過去十四年中，食用堅果的狀況和心肌梗塞發生的關係。下面的結果，對您也許已經不那麼意外了：那些每週至少吃五份堅果的婦女和那些很少、甚至根本不吃堅果的相比，心肌梗塞發

病危險低35%。在計算發病危險時，科學家們把所有能想到的影響心肌梗塞的因素，如吸煙、體重、運動等等都考慮在內。儘管如此，堅果依然堅不可摧：只有它的功效，可以解釋心肌梗塞發病率降低的原因。

實際上，哈佛大學的研究人員只不過證實了另外兩項來自美國的長期觀察研究所顯示的推測。在這兩項研究中，人們也發現，食用堅果有降低心肌梗塞死亡率——其中一項甚至還有總死亡率——的效果，吃得愈多，死亡率愈低，對男女老少來說，都是如此。但每週至少要吃一次堅果，否則不起作用。

最後，還有一項來自英國的，調查印度裔心肌梗塞病人的臨床監控研究，也直接證實了這一點。在這項實驗中，一組病人接受普通的住院病人低脂飲食，另一組接受含有豐富的水果蔬菜及堅果的飲食，透過加入堅果，其中Omega-3脂肪酸的含量顯著增加。兩年之後的結果是，食用堅果的一組，心肌梗塞復發率下降了42%，總死亡率下降了45%。

除了不管實際狀況、頑冥不靈的死腦筋，誰都無法回避堅果預防心臟病的作用。我很想知道的是，還要過多久，營養諮詢的專家們才會覺醒。或者，有人會繼續否認堅果的健康功效，以保護製藥工業的訂單和醫生診所的生意不受影響？

第十八章
動物蛋白好處多

對世界上數十億的人口來說，在新的一千年裡，饑餓仍然是折磨他們生存的頭號問題。缺少食物，意味著缺少營養物質。蛋白質不足，是饑荒地區典型的營養缺乏病症。它對身體健康的巨大影響，我在此不想細談。問題的根源，在於身體沒有能力將其他的營養物質，轉化為自身所需的蛋白質。例如，人體還可以將碳水化合物轉化成脂肪，或將蛋白質轉化成葡萄糖。但是，人體必須不斷攝入特定的氨基酸，因此氨基酸是人體不可缺少的物質。氨基酸最豐富的來源，是動物性食物。一個成年人平均每天至少需要攝入三十五到四十克的蛋白質，以獲取所有人體所需的氨基酸。

在最新的科學研究中，我們發現有明顯的跡象顯示，缺乏蛋白質會導致胰島腺細胞胞功能障礙。我們知道胰島腺是合成胰島素的器官，胰島素分泌不足，功效也欠佳。如果長期缺乏蛋白質，導致這一功能障礙變成慢性的，即使再補充蛋白質，也無法恢復了。由此推斷，長期營養不良的兒童，在以後的歲月裡發生胰島素阻抗性的可能性，比其他人高許多，罹患第二型糖尿病的機率，也相對增加。這個因果關係也許可以解釋，為什麼第三世界國家在城市化進程中，隨著易於取得，而且廉價的碳水化合物和植物油充斥市場，食物的熱量供給突然增加，近年來糖尿病患者的人數卻遽增了。

我們這些生活在發達工業國家的人，已經不知道饑餓的滋味了。甚至肥胖者中，來自較低社會階層的還特別多。我們周圍再也沒有人得不到足夠的蛋白質，德國婦女平均每天攝入近七十克的蛋白質，男子九十克左右，美國人平均每天攝入一百克左右。在大多數工業化國家，蛋白質在熱量攝入中的比例，達到13%~17%，其中動物蛋白的比例，高於植物蛋白。

長期以來，營養學界的某些專家認為這樣大量攝入蛋白質，特別是動物蛋白，是「有害健康」的。他們甚至大聲警告，目前這麼高的攝入量是危險的。一個著名的德國專業學會，多年前就提出了「健康營養十條首則」，好讓德國

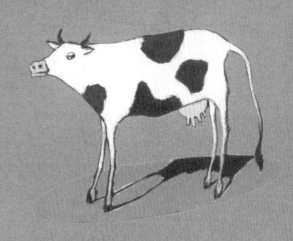
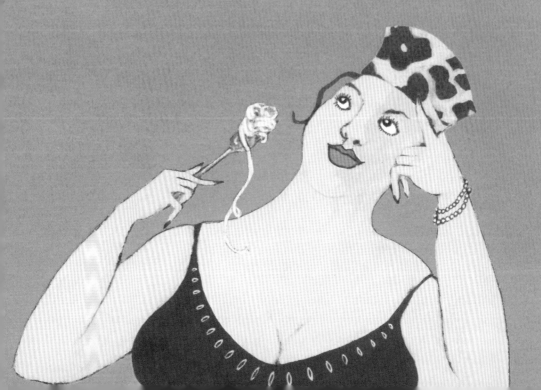

消費者以此為參考標準，提高健康水準。其中的第七條，是少吃動物蛋白。「太多」的蛋白質，特別是動物蛋白，又被視為致病的嫌疑。我不禁一再問自己：這「太多」究竟是對誰，或對什麼而言的呢？

目前的蛋白質攝入量，特別是動物蛋白，到底對我們有什麼壞處？有四個主題可供討論：第一，過多的蛋白質，有毒性作用；第二，蛋白質過多，有損腎臟；第三，蛋白質過多，會引起骨質疏鬆；第四，蛋白質是和動物性的飽和脂肪酸及膽固醇聯繫在一起的，這些東西多了，會誘發心臟及循環系統疾病。

先說第一點，氨基酸是高度活躍的生命物質，因此人們有理由認為，攝取太多，會帶來相對的不良副作用。另外，蛋白質含有氮，氮必須由腎臟當成尿素排出體外，否則對身體有害，而肝臟必須為此提供相對的酵素。根據理論計算，一個體重八十公斤的男子能承受的最高限量，是每天二百五十克蛋白質。不過在健康的人身上，蛋白質的毒性作用從未被證明過，只在重病患者或有特定病史的人身上才會出現。

第二點，關於腎臟。這個論點多年來一直被營養諮詢專家掛在嘴邊，但卻是建立在推測和想像的基礎上。起因如下：專家觀察到，在攝入富含蛋白質的食物後，腎臟的血液流通和過濾功能增強了。對已出現腎功能障礙的人來說，他們逐漸減少的腎臟單位，必須承擔已經不起作用的那一部分的工作。在這種情況下，如果攝入大量的蛋白質，增加腎臟的工作壓力，只會加速它的衰竭——至少人們是這樣想的。於是，這一條就成了現代營養學理論的支柱之一：太多的蛋白質有損腎臟。

不久前的一項綜合分析，研究了控制腎臟病患者攝入蛋白質的效果。結果，在這一點上，我們的想像力遠遠超越了實際情況，現在，對有輕微腎功能障礙的患者，醫生不再建議限制蛋白質的攝入。對較嚴重的腎臟病患者，限制蛋白質，有時是有好處的，一般允許他們每天攝入的蛋白質不超過每公斤體重的0.8克。這和建議健康人的攝入量相同。

什麼樣的人會罹患腎臟病呢？糖尿病人罹患這種並不多見的病症特別多。長年的糖尿病患者，血糖濃度長期偏高，肯定會影響腎臟功能。全民普查顯示，約30%的糖尿病患者，腎功能輕微受損，10%的嚴重受損。但這和健康的人有何關係呢？

那些很可能早晚會產生胰島素阻抗性，罹患上未知症候群的肥胖者呢？不久

前，哥本哈根大學的一項監控調查，研究了這個問題。他們找了五位肥胖者，他們願意接受兩種不同的節食減肥療法實驗。兩種飲食都含脂肪較少，但一種含25％的蛋白質和45％的碳水化合物，另一種含12％的蛋白質和58％的碳水化合物。在開始的六個月裡，兩種飲食的受試者都減輕了體重，其中吃蛋白質較多的人，多減少了三公斤。那麼腎臟呢？我們發現，吃蛋白質較多的受試者的腎臟開始生長，顯然是為了讓自己適應提高了的工作量。因此，和吃蛋白質較少的受試者相比，他們的腎臟功能提高了10％。實驗沒有發現對腎臟有害的跡象。警報可以解除了，只要您不是長年的糖尿病患者。至於，認為蛋白質會讓健康人士得腎臟病的觀點，大可以歸入「營養學童話」，或乾脆丟入垃圾桶去。

第三點，關於骨質疏鬆的危險，則應該謹慎一些為妙。在實驗條件下，我們經常觀察到，攝入大量純蛋白質後，骨骼中鈣的損失加劇。有的研究則不能證明這一點。有可能如果同時攝入足夠的鈣，腸道透過吸收增加，能彌補鈣的損失。另外，鈣的增減還和許多其他因素有關，其中包括磷酸鹽、鎂、維他命D的供應，穀物及其所含抑制礦物質吸收的植酸鹽的攝入量，還有運動量等。這個問題，我們至今還未全面瞭解。研究骨質疏鬆的專家們長期爭論不休，提出一個又一個未解的問題，卻沒有人能拿出具體的答案。

我們可以認為，在現實條件下，如果採用接近自然的原料，飲食成分雜而多樣，多吃蔬菜和奶製品，並保證每天有適當的運動量，發生骨骼缺鈣的可能性不大。總之，大多數流行病學研究未能證明大量攝入蛋白質會引起骨質疏鬆。一項最新的長期觀察研究，甚至顯示大量攝入蛋白質能降低骨折的發生率。

第四點，也是最後一點，心臟及循環系統疾病的危險。如果我們攝入比目前的平均量更多的蛋白質，我們的血糖、胰島素和脂肪代謝會發生什麼變化呢？對有胰島素阻抗性和未知症候群的人來說，為了減少碳水化合物的攝入，最好尋找相對的替代物。正如第十五章中所述，多一點脂肪，已經顯示出有益的功效。那麼如果我們用蛋白質取代一部分的碳水化合物，又會怎樣呢？

蛋白質引起血糖上升的幅度是有限的，牛肉和魚類中的蛋白質引起的幅度最低。但不管血糖反應如何，蛋白質會使健康人的胰島素濃度上升到中等含量，糖尿病人的甚至會升到較高的水準。為什麼會這樣，我們還不知道。這個發現對健康有何種意義和作用，也還不知道，不過從總體趨勢來看，蛋白質能將血

糖控制在較低的含量。

我們在動物實驗中觀察到，牛磺酸——一種主要來自於牛肉中的蛋白質，能改善胰島素敏感性。以有胰島素阻抗性的人為對象的監控研究也顯示，低熱量、蛋白質豐富（30％到45％）的飲食和碳水化合物含量高的相比，能顯著改善胰島素敏感性。除此以外，對這個問題，目前還沒有進一步的瞭解。

在可以自由選擇食物的條件下，攝入較多的蛋白質，還能有助於減肥的初期階段。這是因為在所有營養物質中，蛋白質能最迅速消除饑餓感，並且讓不餓的感覺持續最長的時間。另外，蛋白質的代謝最多會消耗掉自身所含能量的30％，因此，蛋白質含量較高的減肥飲食，會使饑餓時人體的基礎代謝不致降得那麼低。從長期來看，「高蛋白質」是否是一種有效的減肥手段，又是另外一個問題，我本人對此較為懷疑。這一點至今未能被證明。在我看來，比較現實的是，由於有上述特點，含豐富蛋白質的飲食，至少有助於控制體重不再繼續增加。

那麼脂肪代謝呢？關於這個問題，加拿大西安大略大學的伯納德屋沃爾夫（Bernard Wolfe）教授，在近幾年來進行了突破性的研究。在多個嚴格監控的代謝研究中，他用熱量相等的蛋白質取代一部分碳水化合物，而脂肪比例保持不變。飲食中蛋白質的比例上升到22％至27％，相對的碳水化合物比例下降到40％~45％。他主要選用動物蛋白作為蛋白質的來源，包括瘦肉、禽類、脂肪較少的魚和低脂奶製品。他將同樣的飲食，用於膽固醇高的婦女和男子及健康的受試者。

他的所有實驗都取得了同樣的結果：食物中蛋白質的增加和碳水化合物的減少，讓所有重要的血脂肪指數明顯下降，同時高密度脂蛋白膽固醇上升。沃爾夫教授最新一項以血脂肪正常的受試者為對象的研究顯示，總膽固醇下降了5％，低密度脂蛋白膽固醇下降了9％，三酸甘油酯下降了26％，極低密度脂蛋白三酸甘油酯下降了35％，高密度脂蛋白膽固醇升高了5％。總膽固醇和高密度脂蛋白膽固醇的比值下降了10％，三酸甘油酯和高密度脂蛋白膽固醇的比例，甚至改善了30％。看到這樣的結果，我們無話可說。

如此成功的結果，是否和流行病學研究的資料相吻合呢？到目前為止，總共進行了七項有關蛋白質攝入，對心肌梗塞發病率影響的人體長期觀察研究。有一項顯示蛋白質提高了發病危險，不過這項研究的分析過程中，沒有將一些其

他的重要影響因素計算在內。五項研究表明二者之間沒有因果關係。最近哈佛大學營養學系公佈了「護士健康調查」的結果，這是至今對這問題分析最為詳盡的研究。

他們在長達十四年的時間裡，觀察了八萬名婦女，期間所有可以想到的，由醫療和飲食條件造成的影響和干擾因素都被考慮在內。結果依然很明白：大量攝入蛋白質——不僅是植物蛋白，也包括動物蛋白——能顯著降低心肌梗塞發生的可能性！攝入蛋白質最多的婦女，蛋白質在飲食中的比例達到24%，屬中等含量，和攝入較少的（15%）相比，她們的心肌梗塞發病率低了26%。她們蛋白質豐富的飲食，是高脂肪，還是低脂肪的，在此沒有差別。近一步的觀察顯示，尤其是動物蛋白質和較低的心肌梗塞發病率有關，因為蛋白質來源中，牛肉占20%，是最大的供應源，其次是雞肉15%，魚占1%，低脂牛奶10%，乳酪10%，黑麵包8%，白麵包7%，早餐穀片5%。

關於蛋白質，還有什麼「可怕」的消息嗎？專家透過流行病學研究取得的一個印象，似乎攝入大量蛋白質和較低的血壓有關。這也許可以解釋，日本最大型的長期觀察研究顯示，攝入蛋白質最多——特別是透過肉和奶製品——的人，中風的死亡率最低。我最後還要提到「護士健康調查」的一項結果：那些在調查過程中罹患上乳癌的婦女，增加蛋白質攝入後，特別是動物蛋白，存活機會明顯提高。

讓每個在營養學專業方面有所涉獵的人都聽來刺耳的，是德國專業營養學組織二〇〇〇年的「健康營養」第七條依然還是：「少吃動物蛋白」。

第十九章
吃肉有害健康？

根據我二十年來營養學研究的經驗，在營養學專業界沒有一種觀點，像植物是「好的」，而肉是「壞的」這一點那麼根深蒂固。一隻烤得酥脆的豬腳，幾乎是不健康的同義詞。愈來愈多營養學教義的虔誠追隨者，義無反顧地踏上了粗糧素食這條路。

從前素食主義的宣導者喜歡這樣挖苦他人，由於人類背離了原本以植物果實為主的「自然生理本性」，因而必須以高死亡率和縮短平均壽命來「贖罪」。我們不禁要問，「自然本性」是以什麼樣的時間標準來劃定的？是過去的二百萬年，二千萬年，還是二億年？當我們最早的「祖先」還是在一片混沌中渾渾噩噩的單細胞生物時，做夢也沒有想到世界上還會有果實這種東西。那時候，地球上只有水、幾種礦物質、氧和陽光。

至今，還有人煞有其事地傳播這種觀點：吃死去動物的軀體，會加重人體抵抗力的負荷程度，進而削弱人的力量和生存能力。這些哲學家大概從未問過自己，人類祖先的——智人，是如何在嚴酷的自然環境中生存下來的，特別是在歐洲寒冷的冰河期。據我所知，那時從非洲進口水果的生意還不特別興隆。這些大智大慧的素食主義教主，堅信吃死去的植物能夠強身健體。他們大概從未想到，愛斯基摩人的食物中，90%都是死去的動物。

有一位偉大的「天才」，我不能不介紹一下，他是雷克維格（Reckeweg）博士，認為豬是罪孽深重的東西。他說，吃豬肉會使人的組織軟化，被黏液阻塞，還會侵襲免疫系統。對女士們來說，更要不得，因為香腸會使人的身材圓滾滾，火腿會使人的臀部發胖。對男性，他還有一個特別的告誡：如果足球運動員，在比賽前一天吃火腿或別的豬肉，就贏不了比賽。他的話，連一些經驗豐富的醫學教授都不曾懷疑過，以至不久前，一位德國國家足球隊的長年健康顧問說服了領隊和廚師，至少在比賽前，不能給隊員們吃豬肉（來自第一手消息，絕對可靠）。德國隊到底還是沒有贏得比賽，也許真的像德國人俗話所說

那樣，豬是能夠帶來運氣的動物。

我們陷入了信仰之爭。人類幾百萬年來，不僅依靠這種食物生存，而且靠它活得很好，由於它營養物質豐富，一直很受歡迎。這樣一種食物，為什麼在西方工業國家中聲名一落千丈呢？為什麼關於豬肉的恐怖傳言，有這麼多的人，甚至醫生都深信不疑呢？

有一點，我想事先說明，我不是想替情況堪憂的肉類加工業說好話，或為「肉類醜聞」及其製造者辯護。相反地，唯利是圖的違法行為，應該受到嚴懲。我也不是要和動物保護及「符合物種的養殖觀念」唱反調。相反地，我很希望有更多「自然」生產的肉類製品，能提供給消費者，目前這個領域做得還不夠。在這本書裡，我只想討論人類食肉的生理意義。因此，我要嚴格區分這兩個問題。

目前在歐洲，厭惡吃肉的人還是少數。許多人還是不願捨棄自己喜歡吃的多汁牛排或香噴噴的烤羊肉，因為它們是那樣的美味可口。但是，恥笑素食者的時代已經過去了。他們曾經被視為不可救藥的瘋子和清心寡欲的苦行僧、冷淡、缺乏幽默。提到素食者，人們就會想到身穿麻衣，腳踏涼鞋，蒼白乾瘦，貧血無力的人。今天，這偏見已被出自良心的自責取代了，為什麼我不能完全放棄吃肉呢？如果有人在健康意識特別強的朋友聚餐上，點了一隻烤豬腳，馬上會覺察到周圍人異樣的目光，處境一如過去的素食者。今天的風尚，讓愛吃肉的人士日子不大好過，因為近年來，反肉食之風也吹到了營養科學的領域。

一直到一九八〇年代，肉類還被視為「生命力」的來源之一。但近年來的趨勢，是把吃肉當作健康的威脅因素，從一個極端走向另一個極端。一個「現代」的理由，肉是膽固醇、動物蛋白和飽和脂肪的重要來源，因此吃肉會提高心臟及循環系統疾病的危險。此外，肉一般說來含有大量脂肪，會導致肥胖，這又是心臟及循環系統疾病的一個誘因。近年來還流傳著這樣一個觀點，尤其是紅色的肉，會提高罹患癌症，特別是腸癌的危險。

因此，今天出現了這種要求，為了維護健康，應該每週只吃兩次，最多不超過三次肉。一個著名的德國營養學會，也提出同樣的建議。有趣的是，在致癌和心臟及循環系統疾病方面，家禽和兔肉這類「白色肉」卻得以倖免，保住了較好的名聲。原因何在？沒人知道！但有一點是清楚的，白色肉含飽和脂肪酸較少。這顯然很有說服力，因為膽固醇高的人，經常被建議不要吃紅色肉，而

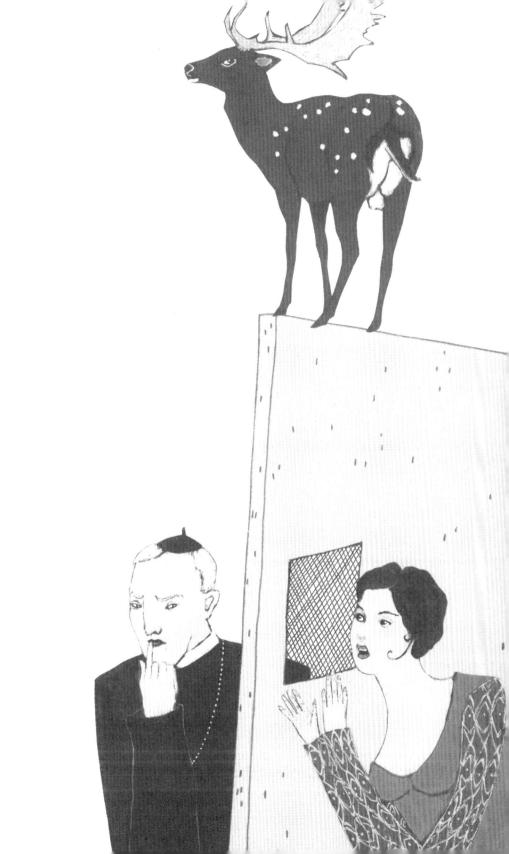

改吃白色肉。

在我們探討這個問題之前，我先簡單地介紹一下肉類都含有哪些重要的營養物質。

所有肉類，不管是豬、牛、羊、家禽或者其他動物，都能提供豐富的蛋白質，即數量和比例都很適當的必須氨基酸。肉裡還有身體所需的不飽和脂肪酸。從前當動物還在原野、草地和樹林裡覓食的時候，肉類脂肪不僅含有更多的不飽和脂肪酸，尤其含有更多高度不飽和的Omega-3脂肪酸。正如我們之前講到的，綠色植物中的亞麻油酸，在動物體內被轉化成長鏈的高度不飽和Omega-3脂肪酸，儲存於肌肉細胞或脂肪細胞，當成儲備。今天，值得一提的Omega-3脂肪酸來源，只有野生動物。鹿、駝鹿和羚羊的肌肉含有60%~70%的單元和多元不飽和脂肪酸，其中高度不飽和的Omega-3脂肪酸就占了6%~7%。此外，Omega-6和Omega-3脂肪酸的比例為5：1，幾乎達到了理想的比例。

肉類的另一個重要意義，它是維他命B1、B2、B6和B12的來源。豬肉甚至是所有自然食物中，維他命B1含量最豐富的肉類。根據最新的發現，肉類也是維他命D最重要的來源之一，可以和魚類相媲美！因為肉類中所含的一種特殊形式的維他命D——25羥維他命D（25-OH vit D），其功效比普通維他命D強五倍，而我們以前只注意到後者。

肉還是優質的鋅和鐵的來源，不僅含量高，而且易於吸收。人體從植物中吸收的鐵和鋅就少多了。另外，肉還含有豐富的鎂、鉻、銅。因此，如果不吃肉，就必須從別的食物獲取這些營養物質來補充。這可不是那麼容易的，尤其當人們不知道應該補充哪些營養物質時。相反地，如果經常吃肉，這些營養物質的攝入就很容易受到保障。同時，我們也可以透過吃脂肪較少的肉，來控制熱量的攝入。這種營養物質豐富的食物，在今天人類普遍熱量消耗較少的情況下，有其特殊的意義。

現在來說一說肉的種種「不是」。大家總是說，肉是脂肪和卡路里炸彈。肉裡到底有多少脂肪呢？這其實是一個很笨的問題，只要不是色盲的話，人人都能看得出來。肉的顏色紅白分明，只要看一看，用肉眼就能分出哪裡是肥，哪裡是瘦，肥肉的比例是多少。除了肌肉細胞裡的那一點點，肉裡並沒有看不見的脂肪。今天消費者購買的，多是以瘦肉為主的部位，像豬排、里脊每一百克

只含有0.6克能提高膽固醇的飽和脂肪酸，脂肪總共只含有二克。

和一般普遍的觀點相反，肉類脂肪並不是以提高膽固醇的飽和脂肪為主。實際上，牛肉裡不飽和脂防酸的比例達50％左右，豬肉裡占60％，家禽肉裡占70％左右。動物脂肪中占多數的不飽和脂肪酸，自然應該被視為能降低膽固醇的。根據這個事實，可以說吃肉，特別是吃瘦肉，理論上對膽固醇含量沒有影響。這一點我們回頭再說。

反芻動物的肉裡，還含有大量很特殊的不飽和脂肪酸——所謂「結合次亞麻油酸」，被證明有抑制血管硬化和癌變的特點。而植物幾乎不含這種物質。

為了小心起見，我還必須提一下膽固醇。任何動物組織都含有膽固醇，一百克純肌肉中，大約有六十毫克，同雞蛋所含的膽固醇相比，這簡直不值得一提。但實際上，食物裡的膽固醇對我們血液中的膽固醇濃度沒有影響，這我們在下一章會進一步闡述。

不吃紅色肉，而改吃白色肉，到底能給我們帶來什麼好處呢？個人不同的口味喜好，我不想討論。可是從膽固醇來看，這樣做，毫無作用！早在一九九○年初，就有兩個監控人體代謝的研究證明，在一種總脂肪含量較低的飲食中，牛肉並不會阻礙低密度脂蛋白膽固醇的降低。另外的實驗還證明，吃禽類和魚，並不比別的肉更有效。

加拿大拉佛（Laval）大學的一項新研究，也幾乎得到了同樣的結果。這所大學營養學研究所的科學家們，在膽固醇高的病人身上，比較了牛肉飲食和魚及禽類飲食的作用。不管是紅色，還是白色肉，都達到了降低總膽固醇及低密度脂蛋白膽固醇的作用，效果不相上下。只有吃魚的人，低密度脂蛋白膽固醇保持不變。

關於紅還是白的問題，最近芝加哥約翰‧霍普金斯大學又在接近現實的條件下，進行了一次實驗。研究負責人麥克爾‧戴維森（Michael Davidson）將兩百○二名膽固醇高（超過每百毫升二百三十五毫克）的男女受試者，隨意分成兩組。三十六週內，兩組都接受著名的「一級飲食」，這也是美國心臟醫學會和德國營養學會推薦的：最多30％的脂肪，其中飽和脂肪不超過1/3，每天攝入的膽固醇不超過三百毫克。每週五到七天中，都有真正的「肉食」，兩組的區別在於肉的種類。一組可以每天吃一百七十克的紅色肉，即牛羊或豬肉，另一組則必須吃同等量的魚和禽類。結果是，兩組受試者「不良」的低密度脂

蛋白膽固醇的下降幅度，及「好」的高密度脂蛋白膽固醇的上升幅度，完全相當。

在膽固醇代謝的問題上，除了被大力倡導的低脂飲食之外，還限制肉的攝入，有什麼意義呢？美國農業部的一個研究中心進行的一項實驗中，比較了一種含肉量較多的飲食（蛋白質占20%）和一種含肉量較少的飲食（蛋白質占10%）。兩種飲食提供的脂肪，分別只占29%和28%。多肉的飲食讓高密度脂蛋白膽固醇升高，三酸甘油酯降低，因而使二者之比得到改善，這對未知症候群特別重要。兩種飲食對總膽固醇和低密度脂蛋白膽固醇的影響，沒有差別。

澳大利亞迪金大學（Deakin University）的最新研究證明，瘦牛肉，即使和被認為特別健康的大豆蛋白相比，也毫不遜色。大豆蛋白不僅比肉含有更多的不飽和脂肪酸，而且也含有更多的植物性激素，這種物質本身能降低膽固醇，和脂肪酸的影響無關。在一項實驗中，專家比較了一種牛肉飲食和一種豆腐飲食，二者的營養物質構成完全相同，只有蛋白質的來源不同。一組每天吃一百五十克牛肉，為了攝入相同量的蛋白質，另一組的受試者則每天必須吃兩百九十克的豆腐。結果是，豆腐能使低密度脂蛋白膽固醇和三酸甘油酯降低更多，但同時高密度脂蛋白膽固醇降得也多，而牛肉卻能使高密度脂蛋白膽固醇升高。最後，從總膽固醇和高密度脂蛋白膽固醇之比來看，牛肉的作用優於豆腐。

到目前為止，對自然食品的研究顯示，只要選擇含脂肪較少的肉，多吃肉不會使膽固醇升高。含脂肪較少的肉，也不會阻礙脂肪代謝的改善。只要脂肪比例同樣較低，吃紅色，還是白色肉，並沒有差別。怎樣才能做到既享受美食，又有益健康，高效而又合理的肉類食譜，我們留到下面的章節再講。

流行病學研究的結果，也和上述的認識相吻合。少數調查吃肉和心肌梗塞直接關係的長期研究，都不能發現其中有危險的跡象。正如在第十五章裡講到那樣，絕大多數長期的觀察研究顯示，飽和脂肪酸的攝入，也不會構成心肌梗塞發病的危險。少數特別研究了動物脂肪對心肌梗塞影響的長期觀察，也未能證實這種懷疑。

看來，大家眾所周知的這條建議——「為了保護心臟，要儘量少吃紅色肉。」是沒有任何科學根據的。不過，這在我們這一行並不是什麼新鮮事。

由於缺乏直接有力的證據，對肉深懷恐懼的專家們，總是一再把在美國、德

國和英國進行的素食實驗作為依據。那些接受調查的富裕階層素食者和大多數平民百姓之間的區別，不僅僅在於不吃肉。他們大多比較苗條，更喜歡運動，吸煙較少，總體來說，身體比較健康。此外，發達國家的素食者大多來自較高的社會階層，所受的教育程度相對較高，也更有營養和健康意識。另外，他們還吃較多的水果蔬菜、堅果和粗纖維。

在和健康狀況有關的各項檢測指數上，西方國家的素食者比他們同胞的平均水準明顯要好，例如他們較少罹患高血壓、高血脂肪或高血糖，肯定也就較少罹患未知症候群。從前有個流傳很廣的笑話，大意是素食者並不一定比別人活得更老，他們只是看上去顯得更老。這個挖苦人的觀點，現在也被推翻了。素食者的死亡率的確較低，也就是說，他們和其他同齡人相比更為健康——如果不是這樣，倒也怪了！

但是基本上，針對素食者進行的研究，總是因為受試者的生活方式千差萬別，而失去了應有的說服力，不能確鑿地證明放棄肉食對健康的積極作用。為了更進一步，至少是更有說服力地檢驗這一論斷，專家在五個大型的長期研究中，在觀察素食者的同時，也觀察了一些有健康意識的食肉者。選擇標準是，他們的生活方式應該和素食者相近。也就是說，他們也比較苗條，運動較多，最好不吸煙。所有五項研究的結果，不久前當成了一份綜合分析發表了。

他們總共觀察了兩萬七千八百〇八名素食者和四萬八千三百六十四名非素食者，觀察時間平均長達十一年。受訪者的年齡從十六到八十九歲不等。儘管他們特意挑選「有健康意識的食肉者」，但因為符合條件的受試者不容易找到，最後素食者中不吸煙者、運動型和身材苗條者的比例，還是比另一組高。但在統計分析中，他們只把年齡、性別和吸煙習慣的差異，作為影響因素考慮在內。

結果是，不僅在總死亡率，而且在腦血管梗塞和癌症死亡率上，素食者和肉食者沒有差別。不過，素食者的心肌梗塞死亡率低24％。

在詳細比較後會發現，得出這個心肌梗塞死亡率結果的，只是五項研究中的三項。如果在素食者中再區分一下，把實行素食還沒超過五年的，和已經吃素五年以上的作比較，又得出一個令人驚訝的結果。素食未超過五年者，總和心肌梗塞死亡率比肉食者高！難道這意味著，改變飲食習慣，放棄吃肉的最初幾年是相對危險的？是不是要突破一個「素食門檻」，才能真正從中獲益？要不

然，我們看到的也許是優化篩選的結果：那些堅持素食五年以上的人，基本都是健康意識特別強，而且積極地想向全世界證明素食有多麼健康。科學界把這種現象稱為「健康者效應」（healthy person effect），一種可能會促進健康的心理作用，這也許是他們健康優勢的原因之一。

參加調查的還有七百五十名純粹的素食者——即不吃任何動物性食物，甚至不吃奶和蛋的素食者，也因此他們避免攝入任何動物性的脂肪和膽固醇。按照他們自己的看法，他們肯定比其他不那麼徹底的素食者和肉食者，擁有更健康的心臟。然而，調查結果卻不是這樣，他們的死亡率和吃肉的同胞屬於一個層次。

如果能透過篩選，找出素食者心肌梗塞死亡率總體上較低的原因，將是一件很有趣的事。遺憾的是，在這些研究中，許多十分關鍵的影響因素，並沒有被記錄在案，也沒有在分析時被考慮在內。例如我們有理由認為，素食者蔬菜水果、全麥製品和堅果吃得更多，這些食物中的每一種，都能夠單獨解釋為什麼素食者的心肌梗塞死亡率比別人低24%，更不要說加在一起了。

這種保護心臟的功效，到底是源於不吃肉，還是在於素食者的其他飲食特點及生活方式的影響？遺憾的是，上述針對素食者的研究及其綜合分析，還不能解答這個問題。據此，研究報告者得出了下列的結論：「素食和非素食的飲食形式，在很多方面都存在差異，即使同為素食，不同素食群體的飲食構成也互不相同。因此，要想釐清是哪一點有保護心臟的作用，現在還不太可能。」

在我看來，這樣的討論本身就有問題。根據我目前的看法，他們是在把一種不適合物種特點、不夠理想的營養方式和另一種不適合物種特點、不理想的方式作比較。這樣能得出什麼結果呢？在看到新的、真正具有說服力的科學研究資料之前，我認為只有一種解釋：西方國家富裕階層的素食者健康狀況優於平均水準，原因在於他們的生活方式上有許多和健康相關的傾向。而其中不吃肉，起關鍵作用的可能性不大。真正有意義的是「像素食者那樣生活」，而不是「像素食者那樣吃飯」。另外，我還想指出，印度和巴基斯坦的心肌梗塞死亡率非常高，生活在英國的印度人和巴基斯坦人的死亡率，甚至是全世界最高的，而他們當中的大部分是素食者。

一九九九年六月發表的英國營養學會的記錄文獻《飲食中的肉類》（Meat in the Diet），在參考著名的素食研究基礎上，總結出以下論點：「根據目前

所掌握的科學認識，在一種營養均衡的混合飲食中，中等量的肉食攝入，使罹患冠狀動脈血栓心臟病的危險增加的可能性很小。」可以想像，新教的英國人，在歷史上就有離經叛道的傳統。

最後再說說所謂吃肉提高癌症，特別是腸癌發病危險的觀點。首先，可以肯定的是，從癌症死亡率看，包括腸癌，上面提到的素食研究沒有發現吃肉和不吃肉有什麼不同。但是，人們仍然時時表露出這種懷疑，因為肉和魚經過高溫或長時間加熱，內部會產生多芳香環碳水化合物，像苯駢芘和不同的雜環型胺類物質。這些化合物在動物實驗中，被發現有致癌作用。動物實驗證明有致癌作用的，還有糖精。但是這樣的致癌作用，在人體上沒有被證實過。從烹調上來看，加熱時間過長，或溫度過高也不是什麼高超的廚藝，完全應該避免。

到目前為止，只有肉食和腸癌的關係受到過廣泛的研究。三十多個病例監控研究中，多數顯示肉食和腸癌有直接關係，作用依攝入量大小不同。也有一些研究，沒有證實這一因果關係，一些甚至發現致癌危險隨著肉的攝入量增加而降低，因此總體來看，結果很不一致。另外，正如我們已經提到過的那樣，病例監控研究的結果必須謹慎對待，因為這種研究是在疾病已經發生之後，調查患者的飲食習慣，所以很容易導致誤判。不久前，芬蘭的一項調查表明（見下文附錄），在具體情況下發生這種誤差的可能性有多大。因此病例監控研究被認為說服力較弱，原則上只適用於儘快找出可能的原因，作出推斷，以便進行進一步的檢查。與此相比，長期觀察研究則一再調查健康受試者的飲食習慣，長此以往，直至他們發病或死亡，因此被認為比較具有說服力。

病例監控研究的可信度

在一項長期觀察研究開始時，專家記錄了兩萬兩千名健康的芬蘭男子的飲食習慣。幾年後，其中有幾百人罹患了腸癌，這時他們開始分析一個問題：攝入大量的鉀，是否有可能預防腸癌？於是，已被確診罹患有腸癌的受試者，再一次接受調查，被詢問他們近幾年典型的飲食習慣。在分析結果時發現，大量攝入鉀，會明顯提高罹患腸癌的危險！接著他們又分析了同一批病人以前提供的飲食資料，那時他們還不知道自己會得病。結果是大量攝入鉀，會降低罹患腸癌的危險。對同樣病人做的兩次分析，得到的結果完全相

反！

病例監控研究這種易於被「作假」的弱點，眾所周知。原因可能在於，當病人已罹患上了癌症，再被問及平時經常吃些什麼時，所有偏見、禁忌、流行時尚，還包括「政策正確性」都會跑出來作怪。作為病人，如果意識到這樣或那樣的東西可能是不好的，就會輕描淡寫，或乾脆不承認。或者是另一種極端，病人會誇大記憶中的某些內容。他會想：「我一定是肉吃得太多了。」於是告訴別人的食量，比實際所吃的要多。

到二〇〇〇年初，共有十六項關於「肉食和腸癌」的長期觀察研究被發表，只在其中三項中，發現攝入較多的肉會提高罹患腸癌的危險。這三項研究全都是在美國進行的。其餘十三項研究，即絕大多數，未能證明肉食和腸癌之間有直接聯繫。我想，這個消息能給我們帶來些許安慰，因為它也許表明，在美國較為普遍的飼養和烹製方法可能會提高癌症發生的危險，而我們歐洲人所常用的則不會……

但是，目前某些營養學專業人士，仍然一如既往地散佈肉，特別是紅色肉，會致腸癌的推測。對他們來說，上面提到的長期觀察和素食研究都不算數。如果他們非要警告人們吃肉的危險性，就引用病例監控調查和動物實驗的結果——儘管這些實驗用的材料是過度加熱的肉。他們對其他的可能性，閉口不提，好像人們吃肉只能用「過火」的方法——燒烤、油炸。籠統的警告就是——不要吃肉！

至少可以確認，以傳統較溫和的烹製方式，如煮、燉、或溫火煎等，或用微波爐加熱，這些有害物質有的根本不會產生，或只有產生極小量，不會危及健康。在美國進行的一項病例監控研究顯示，紅色肉如果用平底鍋煎、在烤箱或微波爐裡加熱，根本不會產生致癌物質。相反地，用火燒烤到顏色變深的肉，則可能致癌。另一項在瑞典進行的研究也表明，用當地及歐洲較為普遍的烹製方法，不會使肉產生有害物質。

最後，還應該考慮到很重要的一點——蔬菜，它也許能解釋肉食者身上不時體現出的患病危險。大量吃蔬菜，似乎能預防腸癌。而許多愛吃肉的人，往往忽視了蔬菜。在瑞典進行的一項大型研究最近證明，在瑞典，隨著攝入肉食的增加，粗纖維和各種維他命的攝入明顯減少。北歐和中歐其他國家的情況肯定也是如此。可以想像，所謂的肉食引起致癌危險，實際上是蔬菜水果攝入不足

的表現。

多吃蔬菜和多吃肉，並不是不可調和的矛盾。地中海沿岸的居民，給我們提供了很好的例子。尤其是西班牙人和法國人，那裡的居民平均每人每年分別消費一百一十二和一百〇七公斤的肉，這是歐洲最高的肉食消費量。德國人每人每年消費八十九公斤，義大利人和希臘人八十八公斤（包括婦女）。但同時，地中海沿岸居民消費的蔬菜和水果是德國人的二倍，那裡腸癌的發病率比德國低很多，心臟和循環系統疾病發生率，是西方工業化國家中最低的。

相反地，英國人的肉類消費平均為每人每年七十七公斤，比法國人的低得多，但英法兩國的腸癌發生率沒有太大差別。而特別值得注意的是，從一九六〇年代到九〇年代之間，英國人對紅色肉的消費量下降了25%，而這一時期腸癌的發病率卻上升了50%！我想，這並不奇怪，因為同一時期英國人的蔬菜消費量也大幅下降，而「健康」的白色肉——家禽類的消費上升。因此，在「飲食和癌症」這個領域最著名的歐洲流行病學家麥克爾・希爾（Michael Hill）教授，要求他的英國同胞效仿地中海國家的居民，大吃水果蔬菜，這樣就可以不必顧忌的大塊吃肉了。

吃肉會有害健康嗎？人們能指望透過限制吃肉，來改善健康嗎？根據目前的認識是不可能的。但嚴格講，這個問題只能透過臨床監控研究來解答，但至今還沒有進行過這樣的研究。經常被掛在嘴邊的建議——每週吃肉不要超過三次，只是基於某些有頭有臉的宣傳家的堅定「信念」，而不是建立在經過驗證的科學認識基礎上。因此，「少吃一點肉，就多一分健康」，這個訊息完全是個猜測。但是，要是有誰公開講出這一點，就會有某些營養學權威群起而攻之。

我就有過這樣的親身體驗。在德國第一電視台的《報導》節目裡，我就德國營養學會的推薦飲食，發表了自己的真實看法，不多不少，就是以上的內容。節目播出之後，馬上有五位大學教授接連致信巴伐利亞電視台台長，抗議該節目傳播我的批判性言論。他們是赫爾穆特・艾伯多布勒（Helmut Erbersdobler）、君特・沃爾夫拉姆（Guenther Wolfram）、克里斯蒂安・巴特（Christian Barth）、 赫爾穆特・黑塞克（Helmut Heseker）和弗爾克・派內特（Volker Peinelt）。

遺憾的是，這些親愛的先生們，沒有一個在他們的信中提到過，哪怕是一個

具體的科學研究，證明了減少吃肉能給健康帶來益處。他們批評的主要目的，在於指出節目中被採訪的人是「不懂科學」、「不可信」的說客。

我在這裡，想摘錄一段信中的原始文字，因為這特別能說明作者的科學水準：「不僅每個專業人士，而且現在連外行都知道，我們肉吃得太多。」派內特教授，如此的專業水準，我們只能深表敬意。可惜，您沒有進一步說明，「肉吃得太多」，是和誰相比，針對什麼而言。

也許，這些營養學教授們應該聽一聽，和原始人類研究打交道的古人類學家及考古學家們是怎麼說的。這些科學家確切知道，二百萬年以來，直到人類歷史的最近階段，肉在人類發展的進程中，一直是占主導地位的食物。我們將在本書的第三部分，從這個角度詳細探討。

第二十章
拆除膽固醇炸彈

有誰不喜歡吃雞蛋呢？美國人把他們喜愛的早餐荷包蛋親切地叫做「太陽蛋」（sunny side up）；普魯士人的精確性也表現在雞蛋上，他們有「五分鐘煮蛋」；西班牙人偏愛他們厚厚的蛋餅，而日本人則喜歡把生肉浸在生雞蛋裡。在動物世界裡，蛋也是難得的美味，尤其對狐狸、鼬和人類的近親猴子來說。蛋天生就集中了大量的營養物質，這大家都知道。生下來的蛋提供裡面的小生命一切必備的營養物質。這些物質如此豐富，讓日後破殼而出的生命，能夠完完整整。如果採行「只吃一半」，或不近油脂的原則，蛋殼裡尚未降生的後代便沒有存活的希望。蛋是小雞從母雞那兒得到的一種「全方位營養產品」，裡面有優質的蛋白質、豐富的鈣、磷、鎂、鉀、鈉，還有鋁、鐵、銅、錳、鋅、碘和氟，另外，還有所有種類的維他命B、維他命A、胡蘿蔔素、維他命E和K，所有生存所需的多元和高度不飽和脂肪酸也包含在內。還有一種對小生命十分重要的物質——一點點的膽固醇。

也許最後一樣是太多了？僅僅因為膽固醇的緣故，雞蛋登上了許多人的禁食名單，只在復活節時才被允許露一下臉。一個雞蛋裡含有大約兩百二十毫克的膽固醇。肉、香腸和乳酪裡也含有膽固醇。營養學權威們說，如果每天攝取膽固醇超過三百毫克，就會提高發生心肌梗塞的危險，他們建議每週只吃兩個，最多不能超過三個雞蛋。可是偶爾烤個蛋糕就要用上雞蛋，做個豆餅又要用上一個雞蛋，這樣配額很快就用完了，想真正再吃一個蛋都不行。

這簡直是蛋的悲劇。近幾年來，消費者對雞蛋愈來愈疏遠，導致商家不斷壓低市場上雞蛋的價格，好讓顧客不至全都跑光。如今德國人買一個雞蛋所付的價錢和四十年前一樣。試想如果賓士公司的汽車價格也和四十年前一樣的話，您一定會懷疑，是產品質量不好，導致這個牌子不值錢。雞蛋命運如此不濟，實在很冤枉。

其他膽固醇來源，和雞蛋的遭遇一樣，大家對它們一概敬而遠之，尤其是動

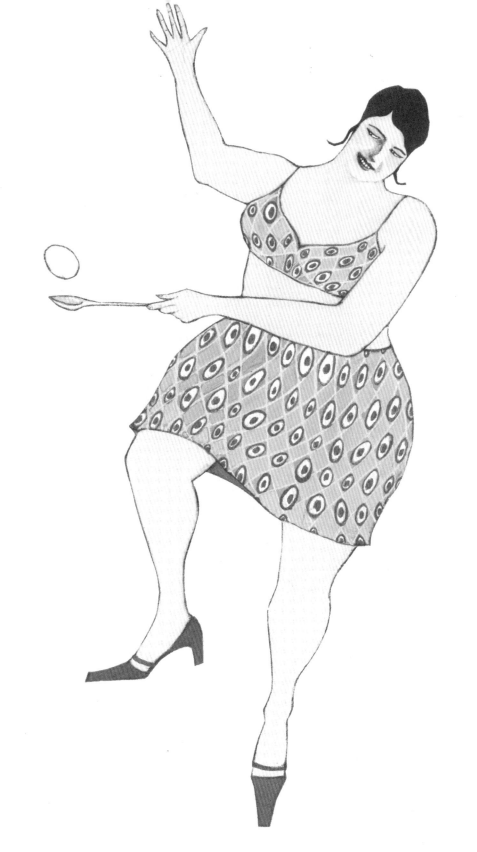

物的內臟，像腦、肝、腰子和肺。在狂牛病風波前，這些內臟許多人還吃得津津有味。和雞蛋相比，這才是真正的膽固醇炸彈。代謝功能活躍的組織器官，總有特別多的膽固醇，因為膽固醇是細胞進行代謝不可缺少的物質。只要曬得到太陽，人體可以用膽固醇製造維他命D，製造雄性和雌性激素、腎上腺激素和用於消化的膽汁酸。膽固醇對任何細胞膜都必不可少，而人的皮膚也因此才不透水。正因為它對生命如此重要，聰明的大自然把人類造就到可以不依賴食物中的膽固醇。我們不需要吃真正的膽固醇，因為我們即使只吃純植物性、不含膽固醇的食物，也能自己製造身體每天所需的膽固醇。

如果僅僅因為其膽固醇含量高，就把雞蛋這樣營養豐富，而又價廉物美的食品從食譜中刪除，不是太可惜了嗎？多年以前，有幾位科學家就這樣想過。因此，他們徵集了一些自願在幾個星期裡大量吃雞蛋的受試者。在某些實驗階段裡裡，受試者除了正常飲食以外，每天還要額外再吃雞蛋，最多時達到一天六個。然而，使雞蛋名聲掃地的不良作用，卻始終沒有出現。受試者的膽固醇，沒有像許多人預期那樣升高。即使在每天吃六個雞蛋的時候，有些受試者的血液指數都沒有發生明顯的變化，有一些人的膽固醇甚至還下降了。最富有戲劇性的，是美國一家大學附屬醫院在一次例行檢查中，發現一個養雞場的農場主，長年來每天敞開肚皮吃雞蛋，多到一天內吃二十六個的紀錄，但他的膽固醇卻完全正常。

這令專家們目瞪口呆，一般民眾對此卻一無所知。隨著科學的發展研究手段愈來愈精確，漸漸地人們不得不承認，對攝入雞蛋，每個人的身體反應存在著巨大的差異。如果粗略劃分一下，透過飲食攝入膽固醇，會使有些人血液中膽固醇的濃度升高，有些人則不會升高，還有人的反應是膽固醇下降。由於實驗中的飲食和環境條件是完全相同的，這只能用遺傳基因的作用來解釋。

現在，飲食膽固醇的秘密終於透過耗費巨大的實驗揭露開了。人們把雞蛋中的膽固醇，用同位素標示出來，這樣就能追蹤它們在人體內的軌跡。結果發現，首先飲食膽固醇平均只有一半被腸子吸收；第二，攝入的膽固醇升高時，調節機制會馬上起作用，飲食膽固醇代謝過程中產生的氧化固醇，會立即抑制體內自身合成的膽固醇；第三，如果透過食物攝入的膽固醇超過了自身合成的比例，消解機制就會起作用，借助膽汁酸把更多的膽固醇排出體外。

由此可以推論，在正常的基因條件下，飲食膽固醇是可以有效地得到調節

的。屬於正常範圍的膽固醇攝入，不會使體內膽固醇含量有明顯的提升。換句話說，從生物學角度來看，在腸內被吸收的膽固醇量和血液中的膽固醇濃度沒有太大關係。這當然不僅是雞蛋中的膽固醇，也包括其他的美味，像內臟、骨髓、蝦、龍蝦裡的膽固醇。據目前所得的認識，如果每天吃兩到三個雞蛋，其中的膽固醇量，對大多數人來說根本不成問題。只有15%到20%的人會有問題。

根據所有代謝研究的綜合分析得出的資料，可以作出較為準確的預測：如果一個人不是按照「規定」每天平均攝入三百毫克膽固醇，而是斗膽吃下了四百毫克，在其他飲食結構不變的情況下，每百毫升血液中膽固醇濃度很可能會升高二毫克，例如從每百毫升兩百四十毫克，上升到兩百四十二毫克。如果遵循「健康」的指導，攝入的膽固醇沒有達到三百毫克，而只有兩百毫克，膽固醇的濃度可能會下降二個單位，即從每百毫升兩百四十毫克，降到兩百三十八毫克。如果在多吃雞蛋的同時，多吃蔬菜和水果，膽固醇的上升幅度有可能看不到，甚至反而下降。

看起來，我們人類特別適應富含膽固醇的飲食。這是從何而來的呢？我們無法想像，這是來自人類進化過程中一種以植物為主，因而不含膽固醇的飲食，像某些營養學權威們所描述的那樣，他們還將其稱為「符合物種特點」的飲食模式。

雞蛋這種提高膽固醇的微弱效應，是否值得一提，我不敢妄加評論。但可以肯定的是，與此相比，壓力造成的膽固醇上升要嚴重得多。如果您每天早餐時，不是吃一個雞蛋，而是跟伴侶嘔氣，然後上班時又被上司噱，結果可想而知。我已不願再去想像，如果連星期天早上想享用一個雞蛋，都得忍受喋喋不休的告誡——當然這完全是出於對您健康的關心——您的膽固醇又會升高多少……

也許，科學研究的結果在新千禧年來臨之際，真的能使一些木頭腦袋開竅：人體的膽固醇攝入和血液中的膽固醇濃度，並沒有直接關係。實際上，我們的膽固醇含量，只有2%是由飲食因素決定的，而其中飲食的脂肪、粗纖維及某些植物固醇的作用最大。膽固醇含量的98%，是由其他因素，大多數是人體自身的機制決定的。

如果食物中的膽固醇和我並不相干，那我為什麼要放棄蝦、龍蝦、牛排和雞

蛋呢？那些視膽固醇為大敵的警告者，還有什麼理由嗎？難道曾有人觀察到，不管膽固醇含量如何，那些沒有限制自己吃膽固醇的人，罹患心肌梗塞和腦血管梗塞的也更多嗎？

對這個問題，哈佛大學營養學系的專家們作了最細緻的研究。一九九九年四月二十一日，他們發表了有史以來最大型的有關雞蛋攝取量和心肌梗塞發病危險關係的研究結果。在這個長期觀察中，他們調查了三萬八千名男子和八萬名婦女。在計算發病危險時，他們考慮了所有已知和可能的影響因素。結果是，不管是「規規矩矩」每天吃雞蛋不超過一個，還是大膽地吃一個以上，他們的心肌梗塞發生率都絲毫沒有升高！在婦女身上，甚至發現了相反的趨勢，她們蛋吃得愈多，發病率反而下降。在腦血管梗塞方面，也沒有發現顯著的關聯。發表這個研究結果，並不是雞農的雜誌，而是專業刊物《美國醫學聯合會雜誌》（JAMA）。

有人向德國民去宣佈了這一令人欣慰的消息嗎？有人為雞蛋恢復名譽，使大家可以消除顧忌，大膽享用嗎？沒有。為什麼呢？我以這個研究發表的契機，再次寫信給德國營養學會的主席詢問，基於這許多新的認識，學會是否將改變限食雞蛋的建議呢？這次他總算給我答覆，雖然內容令人失望，但和從前相比，已經是個很大的進步了。學會的正式意見，不久也發表在新的《德國營養學會資訊》上。一位學會的前任主席闡述了自己的立場，他批評哈佛大學的這項研究，在資料收集方法上存有缺點。因此，他懷疑這個研究是否有資格質疑德國營養學會的建議。

那麼德國營養學會關於限食雞蛋的建議，又是建立在哪些流行病學研究的基礎上呢？在以前的研究中，他們是如何收集整理資料的呢？和哈佛大學的研究一樣，他們也是用問卷和採訪調查的形式，必須同樣面對繁雜莫測的情況和錯誤的資訊。他們遇到同樣的問題，只不過和哈佛大學這項新的研究相比，從前的問卷還沒有這麼詳細地區分出各種差別，在分析中，也沒有考慮這麼許多來自環境和生活方式的干擾因素。到頭來，他們比這個研究還不準確，還缺乏說服力。那麼他們得出的結果又如何呢？他們是否用自己的方法，揭示了雞蛋的危險性？沒有！在過去進行的十五項研究中，只有三項顯示增加膽固醇的攝取量，會提高心肌梗塞的發病危險，而且他們在統計中考慮的干擾影響因素也比較少。奇怪的是，德國營養學會的觀點，顯然正是以這三個研究為基礎的。其

餘在一九六〇、七〇、八〇及九〇年代進行的十二項研究，也就是絕大部分，都沒有發現膽固醇攝取量和心肌梗塞之間有因果關係。

所謂飲食膽固醇會提高心肌梗塞發生危險的推論，不成立和成立的比是13：3。這樣的內容在德國營養學會的刊物《資訊》上可看不到。於是那些過時的不合理的營養建議，還將陪著消費者跨進新的千禧年。如果世界上沒有蛋，恐怕我們的營養學權威，還必須憑空發明出這樣一件東西來。

第二十一章
營養金字塔和其他的健康墓地

「均衡」是營養諮詢專家、政客和媒體最喜歡用的一個字眼。然而,實際情況往往表裡不一,貼著「均衡」標籤的,內容卻有許多不均衡之處。例如,營養學權威把60%碳水化合物、30%脂肪和10%蛋白質的飲食比例定義為「均衡」。有些比較大方的,也認可50%:30%:15%的比例。這種表述方式,是不是和數學課上的集合概念,有異曲同工之妙?後者對許多人來說,始終難以理解。

總之,目前這一數字比例,還被世界各地幾乎所有的營養學會,推崇為「健康」的標準。它們呈現在所謂的「營養飲食建議」中,專家們就以此為依據,從數量和質量上來判斷個人或整個民族的飲食行為。如果被調查者的飲食,不符合建議的標準,就會一概遭到譴責:「當今人們,特別是婦女(尤其在二十五到五十一歲的年齡階段),碳水化合物的攝入量遠遠低於德國營養學會的推薦值。麵包和糕餅吃得不夠,而這是最重要的碳水化合物和粗纖維來源,這些食品,還有馬鈴薯和豆莢類的攝入量,應該大大提高。」這是新近發表的一篇評論德國人飲食習慣的文章內容。

我讀到這段話的第一個反應,老天,這些食品的攝入還應該大大增加!更多的麵包和糕餅,更多的穀物和馬鈴薯,然後呢?那樣我們就會更健康,更長壽嗎?這樣能防治哪些疾病呢?得出這個改變飲食的決定之前,有誰對任何人做過調查研究嗎?在哪本專業雜誌上,可以找到研究的結果?幾十年來,我們就是根據上述專業協會的推薦標準,來衡量我們的飲食行為,好像這些女士先生們,真的知道他們的建議能給健康帶來哪些好處。有趣的是,營養顧問們始終默默地遵循著這些教條,不敢越雷池一步。如今世界上,恐怕再也找不出如此盲從的人了。

請您試想一下,從現在開始,政府公佈一項針對汽車的限速規定:在高速公路上,車速不得超過每小時八十公里,在任何市鎮之內,不得超過每小時三十

公里。理由是可以減少有害氣體的排放，保護臭氧層，改善民眾健康。這樣做的後果會如何呢？我似乎已經看到版面豐富的街頭小報上令人驚訝的聳動標題和商業電視臺主持人激動的表情。平日循規蹈矩的中產階級，將生平第一次大規模走上街頭，憤怒，甚至粗暴地抗議政府的行為。反對黨和全德汽車俱樂部，會要求政府必須先用有說服力的科學研究，證明這一措施所帶來的健康效益。

至於我們每天所吃的麵包，問題就完全不同了。大家還是習慣於信任「專家」的話，至於監督，則從來沒想過。感謝上帝的靈感，營養學權威們就是沒有相對的調查研究，也可以對富含碳水化合物的飲食亂下論斷。他們作出的營養指導，我們不會像對藥物那樣，要求他們提出臨床監控的研究，證明其效用和安全性，好像這種飲食的改變，不會對身體產生深刻的影響似的，好像我們不知道在任何一種「效用」的背後，都可能會有不良的「副作用」！

營養學權威們還創造出不同的新方法，把他們偏愛的理論性數字遊戲，巧妙而又簡明易懂地告訴大家。他們推行所謂健康營養飲食的「營養圈」模式，或者被世界上大多數國家採用的「營養金字塔」。「營養金字塔」的始作俑者是美國人，曾在美國農業部和衛生部工作。金字塔結構的底座，由富含碳水化合物的食品組成：麵包、糕餅、麥片、麵條、馬鈴薯和大米，都是複合碳水化合物。大家每天應該吃六至七份這類食物。上面的第二層，已經小了一圈，是「蔬菜和水果」。建議每天應該吃二至四份水果，三至五份蔬菜。第三層就更小了，包括應該少吃的食物，像肉、香腸和乳酪。最高一層，也最小，是應該控制儘量少吃的食物，包括各種脂肪、糖和甜食。

借助這樣的模式，而不是用抽象的營養物質關係，向民眾推廣健康的飲食建議，這樣的企圖無疑是值得肯定的。營養金字塔，似乎也愈來愈受消費者的歡迎，有了它，可以減輕專家提供諮詢的負擔。因此，在美國還有專門針對兒童設計的營養金字塔，由於美國的種族成分複雜，各有不同的飲食習慣，於是甚至有專門針對地中海地區、亞洲和拉丁美洲後裔的營養金字塔。似乎只有針對同性戀設計的營養金字塔，還未聽過，美國人的政策公平性到哪兒去了？

不管是營養圈，還是金字塔，宣傳的原則都是一樣：減少動物性食品，增加植物性食品的攝入。背後的理由是值得懷疑的，認為大量攝入肉、禽、蛋和牛奶及其製品，是導致國民心臟和循環系統疾病及癌症發病率高的原因之一。對

這個問題，目前還沒有確切的認識。經常被提到的，解釋多攝入碳水化合物的理由之一，認為這是我們人類在還沒有染上各種文明病之前的「傳統」飲食。聽起來，似乎振振有辭：「從前，我們只有星期天才能吃上肉！大多數時候，都是用麵包和馬鈴薯來填飽肚子。那時候的人們可比現在健康！」

大家點頭稱是。只有一個不安分的聲音問道：「這裡的傳統，到底指的是什麼？您說的傳統，包括哪段時間？在我們吃上馬鈴薯和穀物之前的幾十萬年裡，什麼又是健康的呢？」按他們的說法，人類應該敬而遠之的，偏偏是提供我們生存必須的高度不飽和脂肪酸及大部分必須氨基酸的食物，這些物質可說是我們生存的基礎。

為什麼全世界的營養學界都堅信碳水化合物是好的，而動物性食物是壞的呢？作為不安分的人不禁又要問，有誰曾經證實過這種飲食對健康的好處呢？到底有哪些？結果又發表在哪裡？

對於這個基本的問題，我想引用哈佛大學營養和公共健康學系主任沃爾特·威勒特（Walter Willet）教授的話。至於這是否能引起我們國內營養學權威的重視，我本人並不抱太大希望。一九九八年，威勒特在《美國臨床營養雜誌》的一篇導論中寫道：「過去的主流觀點是，富含複合碳水化合物的飲食能促進健康……然而，並沒有證據能證明這類食品有益健康。事實上，代謝研究和流行病學調查的結果顯示，過多的攝入可能會損害健康……」

這一拳正中要害。威勒特的說法和德國營養學界年復一年重複的老調子就是不一樣。這傢伙是不是腦筋出了問題了？難道全世界最有影響力的營養學系，會讓一個思維混亂的怪人主持？他是不是個幻想家？還是他在胡言亂語？

我並不認同沃爾特·威勒特的所有言論，但其中許多，特別是這一條，我完全贊同。和我們國內的營養學權威及他們的碳水化合物一言堂不同，威勒特的立場是建立在相對的調查研究基礎上，這才是科學的方法。這些和其他許多調查研究，我在本書的第一部分已經作過摘要。如果我的讀者有興趣費神自己讀一讀這些資料的話，一定會認同威勒特的擔憂。

「這樣吵來吵去有什麼意義呢？」有些人會問。「難道這些資料，哈佛大學的人看得到，我們的營養學權威看不到嗎？」當然不是，我可以向您保證他們也看得到。不過有了這些東西，首先必須先閱讀，然後繼續引起注意，才有作用。如果去追問我們的營養學權威，他們推崇的低脂高碳水化合物的飲食，經

過了哪些科學研究的證明，要不是根本得不到答覆，就是答非所問的資料來源。看來看去，似乎可以解釋許多別的問題，但就不是所提出的問題。

這種冒失的追問，不會讓這些帶頭人士有所醒悟，他們仍然全神貫注地彈著自己的老調。我最近還讀到一個著名的德國專業協會負責人，一本有關「肥胖者的正確飲食」一書中的話：「穀物是最重要的基礎食品……尤其在現代社會的飲食中，穀物的較高比例，十分必要……澱粉是穀物的主要成分。這種碳水化合物70%來自穀物。」我驚魂甫定，又接著往下念。下面有給肥胖者的具體建議，當然是嚴格按照營養金字塔的標準來定：「每天吃五至七片麵包，一份大米或麵條，四至五個中等大小的馬鈴薯。」

偏偏是最有可能發生胰島素阻抗性和葡萄糖耐量異常的肥胖者，應該吃更多澱粉！好讓升高的血糖折騰他們的血管和胰島腺！

我要再次提到普德爾教授和德國「健康醫療保險機構」（AOK），及他們的「低脂飲食」和他們為德國廣大肥胖者所做的特殊貢獻。我們應該感謝他們宣傳了這一重要知識：碳水化合物不僅有益健康，而且還能使人苗條，尤其應該向肥胖者推薦。所以可以放心地吃麵包、餅乾、爆米花、小熊軟糖、汽水、可樂，最好還是特價的家庭號大包裝。這些東西一天內可以造成多次的葡萄糖負荷高峰，為未知症候群提供了最有利的發展條件，而心肌梗塞的危險也將乘虛而入。或許他們正想把這些沈重的負擔體面地解決掉，以控制住醫療支出的飆漲？

按照被奉為聖旨的營養金字塔模式，不僅肥胖者，而且所有人，包括整日關在辦公室裡的腦力勞動者，都應該吃比目前普遍標準更多的澱粉，最好每天往肚子裡填進11份複合碳水化合物。誰又能完成這種任務呢？只要想想這種吃的分量和味道就夠了。可是，如果不這樣做，就會被指為「飲食營養不當」。

於是營養金字塔裡，白麵包、全麥製品和馬鈴薯平等而「均衡」地排列在一起。不過在「使用說明」裡，倒是說全麥製品更好。從營養成分、控制血糖和胰島素的角度來看，這是十分值得稱讚的。只是這符合現實情況嗎？只吃那麼一點點肉、禽、魚，幾乎沒什麼脂肪，同時卻要吞下小山般的穀粒，這種吃法教人如何下嚥？我們的腸胃又會如何反應？也許我們的高科技外科醫生應該嘗試一下，把牛的胃移植到人身上。如果真的成功了，還是有個問題，這麼多的穀物，真的對健康有好處嗎？

一九九九年，享有聲譽的專業刊物《世界營養飲食科學縱覽》（World Reviews of Nutrition and Dietetics）發表了美國科羅拉多州立大學生理學家羅倫‧柯戴恩（Loren Cordain）教授的概述性論文《穀物：人類的雙刃劍》。這篇論文裡列舉的科學研究顯示，穀物，特別是全穀食品，有很多會對人體產生不利的作用，如果讀上一遍，我們對全穀的熱情，恐怕馬上會冷卻下來——穀物缺少人體必須的許多營養物質。吃很多穀物，就會排擠飲食中的其他食物，從而造成營養不均衡。大量攝入穀物，典型的後果是使高度不飽和脂肪酸的攝入較低，因而使Omega-6脂肪酸和Omega-3脂肪酸之比過高。在以穀物及其他富含澱粉的食物為主食的地區，如印度，人們的脂肪攝入雖低，心肌梗塞發病率卻特別高。穀物所含的某些營養物質，人體不能妥善地吸收利用，如鈣、鎂、鐵、鋅和銅。另外，穀物所含的非營養物質，會阻礙其他營養物質的吸收利用。穀物中不同的蛋白成分，原本在植物體內有抵抗外來天敵的作用，進入人體後卻會有破壞作用。從人類進化的角度看，穀物是一種比較新的食品，顯然人體對它還不是特別適應。因此，穀物的種種有益特點，被它種種的不利作用抵銷掉了，確實是一柄「雙刃劍」。

此外，我們不得不一再重複，含有許多馬鈴薯、麵包、大米和麵條的飲食，會帶來很高的葡萄糖負荷。這對於我們的血管有害無益，心肌梗塞的陰影更是步步緊逼。不久前，對七萬五千名婦女進行的「護士健康調查」證實了這一點。哈佛大學的劉思民（Simin Liu）教授總結了他的研究結果：「升糖指數高的食品吃得愈多，心肌梗塞發生的危險就愈大。」研究還證明，胰島素阻抗性愈強，碳水化合物比例高的不良作用就愈明顯。缺乏運動的肥胖者受害最深，而這群人正在不斷擴大，或許不久後，將占人口的多數。

現在專家甚至懷疑，過高的葡萄糖負荷會提高癌症發生的危險。他們還懷疑心肌梗塞、多發性硬化和克羅恩氏病（節段性迴腸炎），和葡萄糖負荷有關。

在那些最近才被碳水化合物泛濫殃及的民族中，受這種疾病的衝擊最大，包括美洲、亞洲、南太平洋島嶼和澳州的原住民，這些居民的糖尿病發生率爆炸性地激增。沒有人會否認，第二型糖尿病和碳水化合物的代謝有密切關係。雪梨大學的珍尼‧布蘭德-米勒（Jennie Brand-Miller）教授不久前堅決反對透過公開的營養飲食建議的方法，向非歐洲裔居民兜售塞滿麵條、麵包和糕餅之類的碳水化合物雜燴。她在接受《新科學家》（New Scientist）採訪時指

出：「向這些居民建議升糖指數高、富含澱粉的飲食，是不道德的。」

整個話題似乎都不怎麼輕鬆，而迴避這許多不良徵兆的人，則是有一定程度的無知。如今，沒有任何事情能使這些專業協會的上層人物們警醒。他們還是一如既往地幫大家敲警鐘，不是針對碳水化合物，而是針對動物性食品，特別是肉……

在一種混合型的飲食裡，對許多人來說，少量穀物不僅不會帶來問題，而且會有助於營養物質的全面供應。但太多就不好了。如果我們回顧一下前面幾章的內容，甚至會覺得，「營養圈」或「金字塔」所提倡的穀物和馬鈴薯填鴨法，是營養結構失衡。這種結構在許多人身上，證明了會威脅到生命，急需修正或徹底改變。幸好我的同胞們，幾十年來一直沒有盲目聽從營養學權威們的建議！為什麼要呢？

目前普遍的碳水化合物攝入量，已經大大高於實際所需了！僅穀物一項，就提供了全世界飲食攝入熱量的56%，蛋白質的50%。一方面，這雖然使數百萬最貧窮的人口免於饑餓，另一方面在富裕國家，大量消費碳水化合物，卻威脅著人類的健康。難道我們還應該吃更多的碳水化合物？也許我們應該請教一下沃爾特‧威勒特或克勞迪奧‧拉維查（Claudio La Vecchia）這樣的專家，後者是著名的義大利癌症流行病專家。他們警告人們，不要再增加富含碳水化合物及澱粉的食物攝入。

本書中所列舉的科學認識，讓我們得出下列結論：在工業化、民眾普遍運動不夠多的社會裡，攝取比目前習慣的飲食結構含較少的碳水化合物，特別是較少的精緻碳水化合物和澱粉，以及含較多脂肪和蛋白質的飲食，是有益健康的。以純理論的方法粗略地估計，如果營養物質比例達到30%的碳水化合物——主要來自蔬菜水果，20%到30%的蛋白質，40%到50%的脂肪，飲食的代謝效果最理想，不僅對健康的人，對未知症候群患者和糖尿病患者尤其如此。這樣一種攝取方式和營養構成，才更能稱得上均衡。

我知道，虔誠篤信營養學的讀者，在看到這個建議會驚嚇無比。有人還會嘲笑這種胡言亂語。然而，以後的科學研究會證明，誰才有理……

在本章的結尾，我還想介紹一個實際的例子，它和上面講到的營養物質構成比例十分貼近。在美國明尼亞波利斯退伍軍人醫療中心的內分泌和代謝研究所，進行的一項研究中，專家們在輕微的非胰島素依賴型男性糖尿病患者身

上，實驗了不同的飲食形式。開始是一種一般建議的「健康」飲食：55%的碳水化合物、30%的脂肪和15%的蛋白質，其中肉很少，但有很多麵包、糕餅和馬鈴薯，一點低脂牛奶和少量生菜。為了測試受試者的代謝指數，每天早、中、晚餐的內容是相同的。在中斷實驗一天之後，同樣的受試者接受另一種不同的飲食，雙倍的肉，加進一份乳酪，用豐富的果品取代麵包、糕餅和馬鈴薯。在這種飲食下，受試者攝入的碳水化合物只有43%，但蛋白質有22%，脂肪34%。飲食調整的結果，和「健康」飲食相比，改用後一種後，受試者白天和夜間的血糖和胰島素濃度明顯降低，血脂肪方面沒有明顯的差異。

為什麼這樣的研究結果，在德國營養學界引不起足夠的重視？為什麼我們這裡沒有人在這些成果的基礎上，對這一飲食模式作進一步的研究？因為要想判斷這種減少碳水化合物的比例，改變結構的飲食，是否除了能概述代謝指數外，還能更加「健康」？這必須進行臨床監控研究，判斷標準不是代謝指數，而是發病率和死亡率。這樣的研究至今還沒進行過。而我們還要等多久呢？

為了對肥胖、未知症候群及文明病有進一步瞭解，應該深入探討一個問題：為什麼目前普遍富含糖和澱粉的飲食，在這麼多人身上會引起如此負面的反應；同樣地，為什麼他們在接受調整過的碳水化合物較少，蛋白質和脂肪較多——同時儘量選擇少加工的碳水化合物和單元不飽和脂肪酸——的飲食後，身體反應會好得多。從基因的角度來看，人類會不會更能適應這樣的飲食？於是，我們必須解答另一個急迫的問題：什麼樣的飲食模式，最適合我們人類？對我們來說，什麼才是「符合物種特點」的，或者說「符合基因特點」的飲食？

這個問題的答案只能在我們人類的進化歷史中找到。人類的基因庫，即個體基因的總和，是經過億萬年的進化建立起來的。自然環境和食物來源，對基因的形成發展起了關鍵性的作用。專家推測，脫氧核糖核酸（DNA）——人體細胞核內的遺傳密碼，發生突變的機率每一百萬年只有0.5%。根據最新的認識，解剖學意義上的現代人類——智人產生於十萬年前。也就是說，從這個時間點到今天，我們的基因物質也許改變了0.5%，而99.5%，和我們石器時代的祖先們相同。

人類進化過程中，生存條件對我們基因的形成發展有決定性的影響，這是我們首先要研究的問題。要想知道適合今天現代人物種特點的飲食是什麼樣子

的，我們祖先的食物攝取，可以為我們提供相當重要的線索。現在就讓我們來看一看！

第三部
和基因
攜手共進

第二十二章

遠離非洲？

我們從那裡來？一切是如何開始的？我們在進化階段上，如何遠遠超越了其他的動物，發展成現代人的？長久以來，古人類學家和考古學家孜孜不倦探究著類似這樣的問題。

　　這些學科已經發展成為高科技學科。目前我們對史前人類的歷史，也有了不少的瞭解。透過特殊的方法，我們甚至能對我們祖先的飲食作出相當準確的分析。例如，在早期人類糞便的化石裡，存留有花粉顆粒和動物骨頭碎屑等食物殘餘。這些物質可以透過化學方法分離出來，作精確測定。另外，我們還能測定人骨骼中的微量元素，透過這種分析，可以直接瞭解遠古人類的飲食行為。例如，透過測定骨骼中鍶的含量，可以推斷出當時攝入的動物性和植物性食物的比例。特殊的骨骼分析，還可以提供關於我們祖先生理疾病的許多資訊。

　　當然在這個科學領域中，也有過許多謎題和錯誤，以及一再出現、引起其他科學家們強烈批判的新觀點。也許我的看法並不準確，但我這外行人的印象是，至少古人類學家中的不少人，有勇氣揚棄陳腐的觀念，以新的科學認識取代老的教條。在這裡，我不想，也不可能介入專家們的爭論中。本來，要想總結所有被多數人認為正確，而又對營養學愛好者有參考意義的論點，已經是件十分困難的事了。我在這裡簡單扼要介紹一下人類進化歷程中，營養生理方面最重要的發展階段。

　　直到今天，專家們一直對一個重要問題爭執不下：我們的祖先是在世界上不同地方同時發展成人類的（多區域進化論），還是可以借用「遠離非洲」來形容，即人類首先在非洲進化成解剖學上有意義的現代人，再從那裡出發，征服了整個世界？許多考古發現說明，我們的直系祖先數百萬年前在非洲赤道地區，從原始生物發展成和人類相似的型態，其中許多遷徙到非洲東部海岸，並在新的自然環境中繁衍生息。有考古發現證明，距今十五萬到十萬年前，南部

非洲到紅海之間的海岸生活著智人。他們從這裡出發，經過一座陸橋來到了小亞細亞，然後進入亞洲大陸。

然而，不斷有新的考古發現推翻這一論點。不久前，我們在亞洲發現了一種靈長類動物的骨骼化石。靈長類是人類的遠祖，雖然它的身材只有松鼠大小，卻很可能已經直立行走了。因此，很可能在六千萬年前，我們的遠祖不只生活在非洲。

讓我們回溯得更遠一些，據推測，那些身材矮小的人類遠古近親，曾經以昆蟲為食物。距今二千萬到三千萬年前，他們發展成為靈長類動物，生活在熱帶雨林裡，他們繼續生活在樹上，主要以植物，特別是果實、嫩葉和其他綠色植物為食。昆蟲和其他小動物，在食物中不再佔據重要地位。像其他的動物一樣，隨著時間的推移，他們的身材愈變愈高大。

七百萬年前，靈長類分化成兩支：類人猿和人科。所以說，我們不是從猴子變來的，但和猴子有共同的祖先。從基因角度來看，我們人類和黑猩猩仍然驚人地相似，有98.5%的遺傳特徵是一致的……

大約四百萬到五百萬年前，出現了南方古猿。他們一直生活到約一百萬年前，是人類的祖先。外形上，他們還和猿猴十分相似。在漫長的歲月中，他們又逐漸分化成不同的支系。其中一支進化成了人類，其他的則滅絕了。

大約二百萬到三百萬年前開始的冰河期，地球的氣候發生了巨大變化。氣候變得乾燥，赤道南北兩側大片熱帶雨林，變成了由森林、灌木、稀樹草原和草原混合而成的地貌。許多我們的祖先，不得不離開原先豐饒的雨林，在貧瘠乾旱的邊緣地帶適應艱苦的生活環境。這自然也影響他們選擇食物。可吃的植物愈來愈少，也許就是從這時候起，他們開始捕食小動物，來補充漸少的果實和綠色植物。對骨骼化石的最新分析清楚地表明，南方古猿曾經是這樣的「肉食」動物。

大約二百三十萬年前，能人終於出現了。他們的身高大約是一百三十到一百四十公分，體重三十五到四十公斤。他們的身材比較矮小，還不具備有效的狩獵武器，分工合作的能力也不可能很發達，因此，可以斷定他們沒有獵取大型動物的能力。能人可能繼續以容易捕捉的小動物為食。

大約一百七十萬年前，出現了直立人。他們身高約一百六十五公分，肌肉發達，體重達六十五公斤。直立人已經十分聰明，他們的腦容量已和現代人的很

接近。他們的手也相當靈巧，會使用石器工具。然而，可吃的東西還是愈來愈少，因此他們不得不經常四處遷徙，尋找食物。吃動物屍體已不能填飽肚子，因為他們的「人口」密度上升了。我們知道，饑餓使人富於發明創造力，由於我們祖先的腦容量已經大增，讓他們有能力利用武器和技巧，出奇制勝。他們的唯一出路，便是主動出擊，獵取動物。

在進化過程中，大象、犀牛、有蹄類等大型哺乳動物也大量繁殖起來。「這些傢伙的肉，要是能吃上一些，倒是不錯。」有些人不禁這麼想，他們還想出了一個絕招，縮短自己和被獵動物之間的距離。長而結實，一頭尖的棍子就能扮演這種角色。確實，在那個時候出現了笨重的長矛，直立人用它來追獵跑得飛快的有蹄類動物。

不久後，這些幸運的獵人就發現，體態龐大的動物不僅多肉，而且身上的脂肪含量也比小動物高。這樣打獵就更值得了，雖然要耗費時間、力量和勇氣，但跟捕捉小動物相比，獲得大型獵物能讓大家吃得更飽，積蓄更多的能量，而且還能留給別人一些。我們的祖先當然無法知道，較肥的肉要比瘦肉提供更多人體所需的脂肪酸。他們也許沒有注意到，隨著獵取、分配和進食這些肥碩的獵物，自己的腦袋也變得愈來愈聰明了（見第二十四章）。

肉類作為食物的補充，隨著時間的推移變得愈來愈重要。對營養豐富的肉食渴求，顯然戰勝了對鄉土的眷戀。直立人聽從胃的驅使，毫不考慮地追逐獵物。他們就這樣一路跋山涉水，來到了歐洲和亞洲。

根據最新的發現，他們還建造了竹筏，在大約八十萬年前，乘著它從非洲航行到了印尼和澳洲，在那裡定居下來。來自中國的考古發現，確切證明那裡的直立人也是徹底的雜食者。如果他們打獵的本領不錯，運氣又好的話，可以打到較大的獵物。否則就得靠田鼠和稍大些的哺乳動物，還有爬行動物、鳥和鳥蛋及昆蟲，來補充野果、植物根莖和嫩芽。直立人也許是第一個發現了貯藏的作用。因為冬季漫長，而可吃的植物又少，所以把比較不易腐敗的食物，如堅果、塊莖和豆類等貯藏起來備用，是個很好的方法。

在這次的冰河期裡，因為陽光照射少，直立人的膚色第一次變淺了，這樣才能讓更多的紫外線進入皮膚，在那那裡幫助製造維他命D。直立人的皮下還形成了起隔絕做用的脂肪層。

大約五十萬年前，我們的直系祖先——古代智人出現了。他是進化歷程中和

今天人類相連的一環，從解剖學角度看，和我們還有一些區別。在三十萬到二十萬年前，他們開始用火烹製食物。大約十四萬年前，現代智人終於誕生了，至於他們是只在非洲，還是同時也在亞洲出現，我們不想在這裡討論。和此同一時期，大約西元前二十萬年左右，歐洲出現了尼安德塔人，他們居住在廣闊的草原上，主要也以動物性食物為食，特別是獵物的肉。

大約西元前四萬年左右，智人也隨著尼安德塔人來到中歐和西歐。他們也許在途中繞了一個彎，經過亞洲，從那裡西行，經過小小亞細亞、希臘和巴爾幹半島來到德國，再到法國。

在這個時期，即西元前十二萬五千年到一萬年，最後一個冰河期也降臨了。這在非洲和歐洲，對人類的生存產生了巨大的影響，人類必須儘快適應惡劣的氣候。由於植物性食物缺乏，動物性食物就變得愈發重要。為了從精疲力盡的狩獵中獲取最大利用價值，人類的目標首先是大型哺乳動物。在當時，這樣的動物成群地死亡，有一些物種完全滅絕了。愈來愈多的人類遷往海邊，由於發明了魚網、魚叉和類似的捕魚工具，魚和其他海洋產品在食物中的比例逐漸增加。火和禦寒衣服的製造，在寒冷的時期也極其重要。

這一階段的最後四萬年中，智人的社會行為也和現代人類的較為接近了。這一時期，人類的技術和文化經歷了前所未有的重大發展。這表現在高度發達的工具、飾物和壁畫上，即使不太靈巧的尼安德塔人，也有不凡的作品。

西元前四萬到一萬年，這段時期是真正的「石器時代」。這一時期智人和尼安德塔人在歐洲爭奪統治地位。這場鬥爭的結局我們都知道。智人繼續以野生動物和植物為生。寒冷的季節裡，在廣闊的草原地帶，植物依然十分缺乏。因此，生活在歐洲的克羅馬儂人，更偏愛獵取那個時代最大的動物。如果能獵到一頭古代巨象或野牛，或至少一頭馴鹿，就是不錯的成績。現在我們已經可以確信，智人也不時殺戮同類，吃人肉，最好是肌肉發達的尼安德塔人。另外，他們開始對食物進行加工，例如敲打、磨碎、烘烤種子和果核。

石器時代，人類發明了一種十分有效的狩獵工具：弓箭。用弓箭，人類可以從較遠的距離射殺那些跑得最快的動物，如羚羊和瞪羚。石器時代末期，大約西元前一萬三千年，地球的氣溫又慢慢回升，植被覆蓋的面積漸漸擴大。在某些地區，野生穀類又開始生長。人類開始收集、加工這些穀粒。人類還開始用火燒荒，以獲得較肥沃的草場，放養牲畜，然後再較為輕鬆地殺掉牠們。人類

的農業生活揭開了序幕。

西元前一萬年的新石器時代，有組織的耕種發展起來。由於人口增長很快，用傳統的狩獵和採集方式，已經不能滿足人類對食物的需求，有計劃的生產變得十分重要。此外，隨著冰河期的結束，許多陸地上的大型動物滅絕了，野生動物的肉變得比較稀少。與此同時，隨著氣候逐漸溫暖，愈來愈多可吃的植物繁盛生長起來。在中東地區，人類學會了種植穀物。穀物很快成為人類最基本的食物，並且在之後的數千年時間裡，從它的發源地經過希臘、義大利，傳播到中歐。水果、蔬菜和堅果的種植，最早也是在中東發展起來的。西元前九千年左右，人類開始放牧綿羊和山羊，後來還有牛和豬。

西元前五千年左右，農業在世界上人口最稠密的地區急速發展。由此，人類的食物結構在很短的時間裡，發生了巨大的變化。肉食的比重急遽下降，人類必須用植物性食物填飽肚子。根據最新的估計，石器時代動物性和植物性食物的比例平均為65：35，發展農業生產後這一比例就變成了10：90。

由此，開始了一個充滿矛盾的發展過程。一方面，隨著人類的定居和有系統的食物生產，高度文明得以形成發展；另一方面，這使人類的食物數量和質量急遽下降。居無定所的遊牧民族逐水草和獵物而居，其飲食相對比較豐富多變。而定居下來之後，人類就只能以土地的收穫為食。人類陷入了對生產工具和環境因素的依賴，不利的氣候條件和害蟲的侵襲，時時威脅著人類的生存。一旦發生欠收，就意味著饑饉。對農業生產的強烈依賴性，讓人類時時處於食物短缺的威脅之下。

隨著農業的發展，人類過去由上百種不同野生植物和動物組成的豐富多樣的「天然飲食」，被主要由植物構成的比較單一的飲食所取代，帶來的是饑餓、營養不良和其他可能的後果：嬰兒死亡率上升、骨質疏鬆和軟骨病等骨科疾病、齲齒、貧血、易發生感染等，以及由此導致的總死亡率的上升。

這一時期的骨骼化石證明，隨著農業生產的引入，人類體格的增長停滯了。人類的平均身高一下子比原來矮了十到十五公分。這一現象不僅限於歐洲和中東，我們觀察到，北美的原住民也經歷過這種身材「縮小」的變化。「世界各地，無論何處，只要發生了這樣的飲食結構變化，人類的健康狀況就開始走下坡。」北卡羅萊納州立大學的人類學家克拉克·拉森（Clark Larsen）教授，從這些考古發現中得出這樣的結論。

今天，我們可以這樣說，隨著人類種植食物，便開始了這個傳統：人類吃到的不再是「需要的」，而是「能得到的」和「生產得出來的」。這個傳統一直延續至今。由此看來，我們所熟悉的一些由飲食決定的疾病，並非原來所認為的那樣，是二次大戰後流行起來的，其禍根在數千年前就已埋下了……

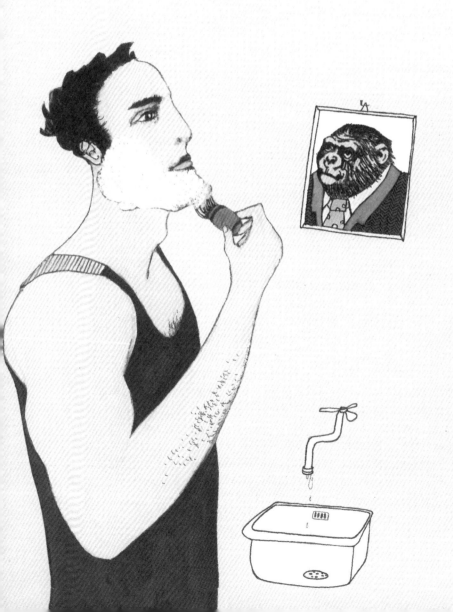

第二十三章
貪吃的肉食者、可憐的素食者和有錢的好心人

　我和獵人們很早就起身了。我們一共九人，八個獵人，加上我這位旁觀者，身在東部非洲某地崎嶇丘陵中一個被森林覆蓋的小山谷裡。凌晨，天還沒亮，我們就出發了。當晨曦初現時，獵人們在一個長滿青草的山坡上停了下來，從這兒可以眺望到一座湖。他們就地取材，採來野果和樹葉當早餐，而我則坐在一邊，咀嚼一塊麥片蜂蜜餅乾。

　我們並不互相交談，由於語言不通，我們沒法和對方聊天。我只是一聲不響地跟著他們，一邊做著記錄。

　早餐時，在我們附近活動的另一部落發出的聲響，引起了獵人們的注意。他們站起身，以便好好觀察來者。後來，他們乾脆越過了好幾道山脊，穿過一處河床，爬上了對面山谷的高坡。現在可以清楚地看到和聽到對方了，那是一群體形較小的猴子。牠們正在一片樹叢中吃東西，吵吵嚷嚷，在離地面較低的樹枝間跳來跳去。

　獵人們很快估計了一下形勢，馬上行動，直奔樹叢。其中幾個立即爬上樹幹，追逐猴子，其他的留在樹下，注意觀察樹梢的動靜。一隻大猴子在逃跑時從樹上掉了下來，就落在我面前的一堆枯樹葉上。一個獵人竄上前去，捉住猴子用力往地上摔，直到把牠摔死，然後，又用另一隻手去抓一隻已經被同伴弄死的猴子，並在我面前擺出一種驕傲的姿態。整個驚心動魄的打獵過程，只持續了短短的幾分鐘。獵物是五隻猴子。

　現在獵人們倚在樹下，開始享用他們的獵物。在進食過程中，他們不斷對手裡的那塊肉評頭論足，分食或交換比較好的部位。這場盛宴持續了兩個多小時。我周圍一片咬嚼骨頭的斷裂聲和滿足的嘟嚷聲。獵人們把獵物分得乾乾淨淨，連同骨頭和毛皮，最後幾乎沒有剩下什麼。然後，他們打了一小時瞌睡。飽餐了一頓，又得到了充分的休息，醒來後，一個個精神煥發，他們又繼續上路，尋找新的食物去了。」

這是行為科學家克雷格・史丹福（Craig Stanford）在《狩獵的猿猴》（The Hunting Apes）一書中，對他所觀察到的「獵人」的描寫，那是一群黑猩猩！牠們的食物雖然大部分是野果，但牠們顯然對葷食情有獨鍾，哪怕只是果實裡面肥胖的蛆蟲。人們曾觀察到，戈博黑猩猩帶著特殊處理過的樹枝和細棍棍當成工具，從一個白蟻丘到另一個，從裡面「釣」白蟻吃，最長時一口氣釣了一個小時，走過了一公里的路。和森林裡相比，在空曠的草原上，螞蟻窩和白蟻丘都比較大，很容易發現，也容易「收穫」。可是，這對這些類人猿來說，好像還不夠，如果有一塊血淋淋的肉排，或內臟就更棒了。

狒狒也不是真正的草食動物。在昆蟲的分群期，牠們除了昆蟲，幾乎什麼都不吃，沒有別的東西比這新鮮香脆的食物，更讓牠們胃口大開了。占第二位的才是根莖、果實和花朵。第三位的是樹葉和草。

猿猴是我們的飲食榜樣嗎？學者們認為，現代黑猩猩的飲食習慣和我們的祖先南方古猿，基本相同。像類人猿一樣，南方古猿一開始也主要以果實和其他植物性食物果腹。根據推算，他們每天攝入的粗纖維可達二百克。腸胃消化這些東西要耗費很多能量，估計可達到他們能量需求的50%。人類祖先這種以植物為主的飲食，經常被用來作為證據說明，符合現代人物種特點的飲食，應該也是以植物性的為主。但是生物進行的腳步，並未就此停頓下來。

也許南方古猿或者他們的祖先，就已經愈來愈常走出原始森林，來到空曠地帶尋找含有豐富脂肪和蛋白質的螞蟻和白蟻。由於獵物所在的地方，往往找不到用來釣蟻、戳挖蟻穴所需的工具，他們不得不大老遠一直帶著自己的「傢伙」。誰會製造最適合的棍子，使用得最靈巧，就能享受到脂肪和蛋白質最多的美食，就能長的更高大，更健壯，留下更多的子孫後代。由於他們愈來愈常走向曠野，走得也愈來愈遠，我們的祖先在新的生存環境裡，接觸到愈來愈多新的食物來源。為什麼不來一隻蜥蜴，或一條小蛇嚐嚐看呢？牙齒化石的同位素分析顯示，二百五十萬年前，人類祖先的食物中出現了愈來愈多堅硬的植物，如堅果、種子等。分析還表明，二百五十萬到三百萬年前，南方古猿就吃他們用手可以捉到的小型哺乳動物。他們也有賴這種動物，因為冰河期，熱帶雨林面積縮小，他們不得不經常生活在空曠的草原地帶，那裡是沒沒有那麼多果實可吃的。

南方古猿的某些種群，如粗壯型南方古猿，則專門吃周圍大量存在，含較多

纖維素、較硬的草原植物。這些食物的營養價值較低。為了適應這種食物，他們的牙齒變得粗壯有力，消化系統也相對發達。但這些最後都沒有幫上忙，他們滅絕了，而他們吃肉的親族則生存下來。

由於事實證明，棍棒和其他工具，在很多情況下都十分有用，我們的祖先也就更加喜歡使用它們了。「成群帶著棍棒的南方古猿，不時會碰到沒有母親保護的離群幼小羚羊。他們將羚羊包圍，捉住後把牠吃掉。偶爾他們還會遇到較大的動物屍體，這些動物有的是自然死亡的，有的是生活在周圍的貓科猛獸的獵物。南方古猿大聲呼叫，揮舞著棍棒驅趕禿鷲和豺狗，衝向屍體，從上面撕扯下一些肉，飛快地奔向最近的樹叢。如果有貓科猛獸又回到此地，打擾他們用餐，他們便隨時準備扔下獵物，爬上樹，躲進樹枝間。」人類學家馬文·哈里斯（Marvin Harris）為我們描繪了一幅生動的圖像，根據我們今天的認識，當時這種情況很可能經常發生。

一支食肉的南方古猿發展進化成為能人。據推測，他們也還不是真正的獵人，而是採集者，主要尋找動物屍體為肉食來源。隨著時間的推移，他們用來欺騙競爭對手的計謀，愈來愈高明。大約二百三十萬年前，能人首次發明了石頭製造的工具，能把骨頭上的肉刮得更乾淨。能人還喜歡用沈重的石塊砸開獵物的頭骨和較大的骨頭，好吃到營養豐富的骨髓和腦子（見第二十四章）。

饑腸轆轆的能人，還必須時時對貓科猛獸提高警覺。如果讓一頭豹子發現，有幾個孱弱的兩條腿動物坐享其成，大吃牠剩下的午餐時，那就糟糕了。對能人來說，只有拔腿就跑，爬上最近的一棵樹躲起來。對這些有長胳膊和適宜攀援的靈巧雙手的能人來說，這不啻是最好的辦法。另一種可能性，是和幾個勇敢的同伴一起大聲喊叫，揮舞棍棒和敵人對抗。如果是這樣，我們的某些祖先肯定自己也成為了其他嗜肉動物的美食。但是，這種進攻型戰略有時也會成功，雖然並非一直如此，但肯定成功的機率愈來愈高。如果曾經親眼看到，如此危險的猛獸面對這種虛張聲勢居然也會退卻，就很容易想到繼續發展和強化這種方法。來自烏干達的調查顯示，當地人直到近代還在使用這種方法，把獅子和豹子趕離牠們的獵物身邊，毫不費力地獲得肉食。

從二百五十萬年前開始，人類或人類的祖先就不辭辛苦和危險，尋找肉食的來源。直到人類最近的發展階段，動物蛋白和動物脂肪在各個種族中，一直是求之不得的好東西。「如果有可能，人類就會傾向於吃更多的動物性食物，如

果迫不得已，則只能吃更多植物性的。」著名人類學家馬克‧科恩（Marc Cohen）恰當地總結了這種關係。

徹底的素食者當然不願聽到這些話，他們寧願搬出走樣的神話。「直到進入採集和狩獵的生活環境，人類祖先的飲食一直是以植物性為主，這可以看作是符合人類物種特點的飲食……」當今德國的素食者聖經上這樣說。這在今天，雖然是個「政策正確」的說法，但我想問作者的是，在歐洲的冰河期，我們的祖先是靠何種植物，健康地生存和繁衍下來的？這本獲獎的著作《素食營養》裡，卻沒有說明這個生存的秘密武器。

「符合人類物種特點的飲食營養，可以從人類祖先的飲食方式推導出來。」素食權威萊茨曼（Leitzmann）和哈恩（Hahn）在書中繼續寫道。這無疑是一個正確的論斷，問題只是，我們應該沿著祖先的足跡回溯多遠，是直到一片混沌中的單細胞生物？還是到兩三百萬年前，就該適可而止了？

專家在十九世紀初和中期調查記錄了仍生活在原始狩獵和採集型態的人類飲食營養，這一模式很可能就是我們祖先在過去數十萬年時間裡遵循的模式，而且一直延續到石器時代晚期，即距今一、兩萬年前。我們的基因和生活在石器時代的原始人，幾乎毫無二致。他們的基因經過數百萬年優勝劣敗的自然選擇，適應了當時的生存條件和食物來源。由於我們的基因在最近的二萬年裡，不可能有所改變，我們祖先的食物，即使在今天也一定能完全符合我們的代謝機制。對於今天地球上的人類來說，他們的飲食才能稱得上是「符合人類物種特點」。

「人類學地圖」上記載了生活在地球上各個民族的飲食營養習慣。在最新出版的該地圖上，收錄了二百二十九個直至二十世紀初或中期，仍然處於石器時代社會型態，從事狩獵和採集部落的飲食方式。根據這一廣泛詳實的記錄，生活在我們這個星球上的「原始民族」，沒有一個是完全或主要以植物為食的。正好相反，絕大多數主要以動物，特別是肉和魚類為食，動物性食物的比例為56%~65%。植物性食物的比例相對較低（見下文附錄）。有四十六個民族，即其中的20%，甚至完全。或基本以動物性食物為生！這些民族生活在全球最寒冷的地區，根本不能生長可食用的植物。

狩獵採集者食物中動植物所占比例

所調查的兩百二十九個生活在現代，從事狩獵和採集的社會部落中，占73%的大多數主要以動物為食，動物性食物占56%~65%。多數狩獵採集者（總數的58%）飲食中動物性食物的比例高於66%。四十六個原始部落（總數的20%），甚至基本上或完全依靠肉和魚類生存，即動物性食物占86%~100%。

相反地，沒有一個原始部落是主要，或完全以植物為食的。只有八個民族（4%）的飲食中，植物性食物占到2/3。生活在西南非洲的空族人，飲食中的植物比例最高，他們的植物性和動物性食物所占的比例分別為67%和33%。大約14%的「石器時代部落」，飲食中植物的比例在56%到65%。

　　人類這種對肉的「饑渴」，應該如何解釋呢？科學家們對此已有了較為統一的看法，背後原因在於最佳的「獲取食物方式」：獵獲動物和牠的肉，可以在付出同樣體力的條件下，獲取最多的營養和能量。野生果實、漿果、蔬菜和根莖所能提供的能量則較少。這就是說，為採集和加工植物性食物，所投入的時間和體力，和其所提供的營養價值不成比例。而最佳的投資報酬率，來自打獵和食用大型動物：獵物愈大，其脂肪含量就愈高，蘊藏的能量也愈多。不管在哪裡，動物身上最肥的肉，總是最搶手的，這不是沒有道理的。如果獵獲的肉綽綽有餘，沒有油水的瘦肉，甚至會被丟在一旁。這種偏愛油脂的本能行為，雖然自人類發明了「營養顧問」機構以來遭到猛烈打壓，但卻收效甚微。和遺傳基因對抗，畢竟不可能走得太遠。

　　隨著大量食用肉和其他動物性食物，我們祖先的飲食營養質量得到了質的提高。高度不飽和的長鏈Omega-3脂肪酸、維他命B12和維他命A，只有透過動物性食物才能獲取，而鐵、鋅、不同的B群維他命和所有必須氨基酸的供應，也透過動物性食物的攝取，被簡化和優化了。所有純粹的草食動物都必須自己製造這些物質，否則就會發生供應不足。這對動物和人都產生了重大的影響。因此素食者，特別是不接受任何有動物成分的食物或服裝的純粹素食者，在一系列營養物質的供給上，都處於不利的地位。

　　新的營養學研究再次顯示，素食者，特別是純粹素食者和肉食者相比，血液凝結傾向明顯比較嚴重。原因就在於高度不飽和的Omega-3脂肪酸攝入不

足。另外，素食者血液中高胱氨酸的含量也明顯偏高，首先因為維他命B12的供應不足，及由此引起的血液中維他命B12的濃度過低。上述兩種物質供應不足，都會帶來一系列的健康隱患。素食者的後代受害尤其深。

例如，素食母親的孩子平均體重較輕，頭圍較小，身長也較短。小個子嬰兒在以後的生活中容易產生那些健康危機，我們在第九章裡就已經知道了。素食母親生下的早產兒，經常大腦發育不全，或有視力障礙。一項調查不久前表明，在埃及、肯亞和墨西哥農村地區，常見的兒童身體發育不足，並不是由於缺乏蛋白質，而是由於鐵、鋅、鈣和維他命B12的供應不足。這些營養物質的最佳攝入方式是透過肉和奶製品。

人類進化的歷史告訴我們一條原則：所有哺乳動物都需要同樣的必須氨基酸、高度不飽和脂肪酸、維他命和礦物質，以維持身體功能。因此，身體會相對應地儲存這些物質。如果某一動物在吃植物以外，又吃了另一動物的肉體，就大量增加了這些營養物質的攝入，牠的營養質量因此得到改善。「別人」的肉能更直接地保障生命所需物質的供應。食肉的策略讓某些動物不必再像以前那樣，必須自己製造所有這些營養物質。

純粹的草食動物也和肉食動物一樣需要同樣的營養物質，但牠們可以自給自足。牛只要吃草或乾草，有時甚至給牠們吃舊報紙都可以，牠們不需要更多的東西，牛奶和牛肉裡那麼多有價值的營養物質，就是憑藉如此粗陋的食物製造出來的，這簡直是個奇蹟。牠們如何做到的呢？答案是，靠異常發達和複雜的消化器官。牛有好多不同的前胃和胃，及無數幫助消化的細菌。如此繁複的消化和代謝功能，所消耗的能量是巨大的。我們可以用電腦作比喻來想像一下，如果這個電腦程式必須不斷地控制和監督這麼多功能，恐怕得占去幾百GB的硬碟容量。再設想一下這個程式所需的主記憶體要有多大，它工作時的其他功能就沒法用啦！

所以也就容易理解，為什麼牛並不是那麼聰明了。牠們整天除了專心致志地吃、消化和代謝以外，就無暇它顧了。牠們的大腦中，沒有多餘的地方來發展其他功能。另外，和龐大的工作量相比，牠的「硬碟」顯得太小了。這也不奇怪，因為牛犢長大的過程中，缺乏腦部生長最重要的物質。而這些大腦發育所需的物質，肉食動物卻能從食物中獲得大量現成的供應（見第二十四章）。

再看看我們完全素食的近親。猩猩和大猩猩專吃粗糙的、纖維豐富，但營養

貧乏的植物。為了滿足自身的能量需求，必須吃下大量的食物。和人類的祖先一樣，為了消化這些食物，牠們需要強大活躍的腸胃系統。牠們大腦的「硬碟」和「主記憶體」的容量相當有限，而且多半用來運行消化程式。或許正因如此，猩猩和大猩猩的社會行為相對地比較不主動，相互之間缺乏交際。

與此相比，黑猩猩就獲得較高的營養標準：含糖分的成熟果實，加上不時能「開葷」吃上肉。和大猩猩相比，牠們食物中的營養物質和能量密度要大得多。因此，黑猩猩有可能減輕腸胃系統的負擔，甚至簡化腸胃系統，而為發展智力提供更好的條件。牠們的生活方式比較活躍，善於交際。

在完全素食的早期南方古猿身上，我們也看到了這一相互關係。除了進食和消化，他們已經沒有什麼精力進行其他活動了。人類始祖的群體行為，必然也較為被動和單調。

我們已經說過，吃肉和其他動物性食物意味著，把製造生命所需營養物質的任務，交給別的動物來完成。這樣，肉食和雜食動物——像人類——就不必自己製造這些物質，從而把自己從耗費能量和精力的勞役中解放出來。人類因而有可能漸漸簡化自己複雜的消化系統，將釋放出的能量用於其他更有意義的活動上。

這一發展十分直接地體現在猿人身上，我們所知的最早的人類家族代表——早期南方古猿，頭蓋骨較為平坦，鼻子和嘴，和猿猴很相似，強壯有力的頜骨和牙齒適合用來磨碎硬實的植物性食物。較晚期的南方古猿和最早的猿人，攝食更多的動物性食物，他們的身體結構也相對發生變化。牙齒和頜骨縮小了，不斷變大的腦部，使頭蓋骨隆起。

這一趨勢在直立人和之後出現的古人類身上，表現得更加明顯。美國靈長類動物專家埃爾文‧西蒙斯（Elwyn Simons）指出：「他們牙齒的平均體積不斷縮小，臉部也愈變愈小。」這種現象的原因，在於他們吃肉和其他動物性食物愈來愈多，還用火烹製食物。二者都減輕了咀嚼和其他消化器官的負擔，改善了營養物質的供應。同時，我們祖先的智力也在不斷發展，他們理解事物間的相互關係和建立複雜的社會組織和結構的能力不斷提高。我們之所以能進化成人類，是因為我們的祖先發現了肉是營養物質的寶庫，並一直吃到現在。

什麼是真正能被稱為「符合人類物種特點」的飲食呢？這也可以從「人體結構和生理學現狀推導出來」，素食權威萊茨曼和哈恩在他們宣傳素食生涯的書

中寫道。這無疑又是一個正確的論斷。素食者喜歡強調各種人體現象，說明素食是符合我們物種特點的，例如腸的長度比例、臼齒，還有人是嚥下食物，而不是像肉食動物那樣囫圇吞下去。還有我們身上其他典型的草食動物特徵，人類有汗腺，人類的唾液中有分解澱粉的酵素，人類不能自己製造維他命C。最後一點，是所有純粹草食動物的典型特徵。

可是在這場討論中，我們至少應該全面瞭解和詳細觀察這些現狀。對人體消化器官的最新分析顯示，人類是介於純草食和純肉食動物之間的物種。我們的胃比較小，能分泌胃酸。消化系統的工作主要集中在小腸，大腸較短，也不那麼活躍。這一結構，說明我們的消化系統適應一種能量和營養物質集中的飲食，小腸可獨自完成消化任務。由植物的果實、堅果、種子和獸類的肉、內臟和魚類組成的食物，能夠提供這樣高的營養質量。我們的消化系統對體積龐大、富含纖維的粗糙植物，已經不能適應了。這一點，樂觀奉行只吃生菜的父母，也許應該在餵他們的孩子時注意一下。

其他一系列特徵也不容忽視。在長達數十萬年的時間裡，由於一直攝入肉和其他動物性食物，人體自身製造多種生命所需營養物質的能力喪失了，原因是這一過程所需的？，人體不再製造，或不必積極製造，同時相對的原始基因，由於需求減弱而被淘汰。例如牛磺酸——一種人體所需的氨基酸，不存在於任何的植物中，純肉食動物，如貓，自身無法合成，而人體只能合成少量，效率也不高。人和貓科動物一樣，自身無法合成維他命B12，在腸內由細菌製造的一部分，人體又無法吸收，或無法足夠吸收。和貓科動物一樣，人類也不能自己製造維他命A，用植物所含的胡蘿蔔素合成的可能性也有限。在世界上，以植物性食物為主的地區，維他命A缺乏十分普遍。此外，我們已經多次講到過，人體也無法將足夠的多元不飽和脂肪酸鏈，延長轉化為長鏈高度不飽和脂肪酸。

人類經過長期進化，最終發展成為以動物性食物為重點的典型雜食動物，並以此優生繁衍下來。因此，生活在原始自然型態的人類族群中，沒有出於自願放棄吃肉和其他動物的，也就不足為怪了。不吃肉帶給我們的，從來不是生存優勢，而只能是劣勢，直到人類開始種植農作物，發展農業，飼養牲畜。牲畜也得餵養，如果收成不好，或儲備將盡，餵養牲畜就變成負擔，也許還沒等到牲畜長大可以屠宰，人就已經先餓得倒下了。

吃肉一向是耗費頗高的。如果自然條件不好，或發生歉收，大家吃素就不可避免。今天，這仍然是千百萬人以素食為生的根本原因——為經濟條件所迫，不得已而為之。在某些社會裡，這表現在特定的倫理宗教中。不同文化中，都有這樣以宗教信條形式為主的肉類禁食規定，正是為了保護有限的資源。人類學家馬文・哈里斯透過研究，證實了這一點。

相反地，在西方工業發達國家的素食者，大多是「自願」的，他們生活富裕，不愁衣食，但出於信仰，或某種理念，而放棄吃肉。這其中包括接近東方印度教或佛教學說的個人和團體，還有西方某些教派組織，如「七日基督復臨教派」和「苦修會」。這些可以被歸為傳統的素食者。實行素食的另外一個常見動機，是出於健康的考慮。倡導者們認為，素食能改善肉體和精神的運作狀態，促進健康。

自一九六〇年代以來，西方發達國家出現了一批新的素食者。他們往往不以某個傳統派別的飲食清規為準則，而是將不同淵源的飲食信條和生活哲學混合在一起，想創造一種新的、自己的生活理念。在歐洲，經過了一波未平，一波又起的「肉類醜聞」後，民眾對牲畜飼養方式變得敏感起來，這一新的素食風尚也愈發有市場。目前已經有3％的德國人是素食者。此外，我們還遇到愈來愈多不吃紅色肉，卻吃魚和禽類的「半素食者」。

這種新的素食主義的生活和飲食方式和以往的區別，不僅在於回答「是否該吃，及該吃多少動物性食物？」這個問題。他們還和許多其他的社會規範格格不入。他們的消費行為經常是以哲學或宗教信條為基礎的，新素食主義者希望把自己和這個世界變得更好。因此，他們也排斥某些植物性食品的生活方式和宣傳手段。

還應該提到宣傳放棄肉食，而且往往身體力行的環保主義者。他們希望保護可持續發展的生態環境，反對浪費資源、有害健康的生活原料。其主要論據之一是「高級化損失」，這一理論認為，生產動物性食品，必須以飼料形式投入七個單位的食物能量，才能從動物產品中產出一個單位的能量。同樣的比例，也出現在動物蛋白質的投入產出比上。

對發展中國家的剝削，也是反肉食者的一個重要論據，而且帶有強烈的感情色彩。發展中國家人民種植大量飼料，目的輸出到西方世界，而不是生產自己所需的食糧。這一理論的堅持者認為，發達國家的人們，可以透過降低肉類消

費，緩解世界上的饑餓情況。「在西方國家較普遍的動物性原料占高比例的飲食，是不可能在全世界實現的，目前的現狀是在犧牲發展中國家利益的基礎上實現的。」德國的素食權威這樣寫道。

我們今後是否應該更強調一下上述觀點的缺陷：素食主義信條，依據的是一個生物學上的謬誤，而人類如果完全，或基本以植物性食物為食，就無法健康地生存和繁衍下去。即使是善意的生態學論點，看來更像是天真的設想，而不是建立在現實的經濟學的計算基礎上。因此，美國華盛頓國際食物政策研究所和斯里蘭卡科倫坡國際水資源管理研究所的專家，得出了完全不同的結論——大量的電腦模型運算顯示，放棄肉食的流行教條，無法有效解決第三世界國家的饑餓問題，並不是一條可行之路。他們的結論很明確：「發達國家肉類消費的降低，實際上對保障發展中國家的食物供給，起不了任何影響。」

美國華盛頓著名的世界觀察研究所（Worldwatch Institute）和德國世界人口基金會，也在他們的分析中表明，解決世界上的人口膨脹問題，靠「不吃肉」是行不通的。「歷史事實證明，肉類生產的擴大，依靠的是放牧牛羊等牲畜。用於放牧的草原氣候乾燥，不適合種植穀物，而且覆蓋面積遼闊，是耕地面積的二倍。放牧牛羊不僅能提供肉和奶，更是非洲、中東、中亞、中國西部和印度部分地區千百萬居民賴以生活的基礎。讓這些土地為世界食物生產作出貢獻的唯一途徑，是把這些土地繼續，而且僅僅作為牧區來利用。牛羊所產的肉和奶，為世界上很大一部分人口提供了食物來源。」

這些專家對於解決第三世界饑餓問題所提出長遠的戰略，是首先控制生育，其次在經濟、農業科研和基礎設施建設方面加強投資。重要的是，在這些國家創造就業機會，減輕貧困和社會壓迫。

我們生活在石器時代的那些嗜肉祖先，在漫長的一、兩百萬年的時間裡，漸漸發現了吃肉能為生存帶來好處，而不是壞處。如果這種食物對他們的健康有害，他們也就無法在和其他動物的競爭中，生存下來。然而，過著原始自然生活的獵人和採集者吃的肉到底有多少，恐怕連最愛吃肉的朋友也要大吃一驚……
……

第二十四章
吃腦補腦

人和動物的區別在哪裡？人是有理性思維的。人用什麼思維？用頭顱裡的大腦。和軀幹的比例來看，人類的腦大得出奇，它的體積有一千三百五十立方釐米，重達一千五百克，這大約是體重的2%。我們之中的大多數人，都能有意識地訓練和運用自己的大腦。但這並不是說，光是腦的體積大小就能決定智力的高低。不過一個關鍵的先決條件是，至少我們的「硬碟」為我們提供了足夠的工作和儲存空間。

在生物進化的過程中，動物的體形都愈變愈大。一個重要的原因可能是，體積大的動物比體積小的需要的能量少，因為牠們的表面積相對比較小。然而，在軀體增大的同時，大腦占身體的比例卻在減少。目前陸地上最大的動物，大象、牛、馬等的大腦和其體重相比，小得可憐。只有人類的大腦在進化過程中，不僅和身體同步生長，而且增長幅度甚至超過了後者。我們的身高在過去的三百萬年中增長了1/3，大腦卻增長了三倍！我們只須設想一下，一頭兩歲的牛犢體重約兩百公斤，腦的重量只有三百五十克。一個兩歲的小孩體重約十五公斤，腦的重量已達一千到一千兩百克。從大腦和身體重量的比例來看，這個小孩的大腦比小牛的大60倍。

這並非偶然。小牛在成長的過程中，缺少大腦生長需要的重要材料——長鏈的高度不飽和脂肪酸。牛從飼料中攝取的是短鏈的多元不飽和脂肪酸，其中大部分經過腸胃系統的細菌消化後，就所剩無幾了。另外，牛將牠們延長轉化為長鏈高度不飽和脂肪酸的能力也有限。因此，母牛的奶裡含高度不飽和脂肪酸很少。小牛一旦不再吃奶，而開始在牧場上吃草，就得不到現成的養分了，而自身的製造能力也很有限。基於這種缺陷，像牛這樣的反芻動物的大腦，不可能充分地生長。

和人類相比，我們的近親類人猿的大腦，也相差甚遠。黑猩猩和大猩猩的大腦分別重約三百和四百克，牠們的大腦重量分別占體重的0.2%和0.5%。只有

海豚和人比較接近，海豚的大腦重大約一千六百克，相當於體重的1％。因此在動物中，海豚是智力超群的。我們這裡的每個小孩子都從電視連續劇裡知道，最狡猾的傢伙都騙不過片中聰明的海豚。

考古發現證明，我們矮小的祖先，最初也不比今天的類人猿更「有腦子」。透過復原推算，生活在三百萬年前的早期南方古猿的大腦體積，大約為四百到五百毫升。兩百三十萬年前，隨著能人的出現，人類軀幹增長的同時，大腦也開始迅速增長，並在大約三萬年前達到最高峰——克羅馬儂人的大腦體積達一千五百毫升。

和其他生物相比，為什麼人類的發展進化中，人腦占了如此大的分量呢？古人類學家為破解這個謎題，花了很長的時間，直到近幾年，才像拼圖遊戲般，一點點將細節湊成一幅完整的畫面：

科學家們是在比較人類和其他哺乳動物大腦的能量消耗時，發現關鍵線索的。他們發現，人類的大腦雖然只占體重的2％，但它消耗的能量卻占在靜止狀態下，維持所有身體功能所需能量的1/4。由此，他們得出一個結論，就是我們的大腦代謝功能異常活躍。

其他靈長類動物大腦消耗的能量，只占其靜態能量需求量的8％到9％。牠們大腦的代謝活動要少得多。研究人員們意外地發現，雖然人類的大腦消耗如此大量的熱量，但從體重比例來看，人體消耗的總熱量，並不比其他靈長類動物多。

至此，有一點已經很清楚。人體透過減少其他身體組織的熱量消耗，補償了大腦消耗的高額熱量。問題是，哪個身體部位的熱量消耗減少了呢？透過了相對應的身體測算，研究人員很快就找到了重要的線索——腸胃系統。人類腸胃器官的容量，只有同樣大小的類人猿的60％左右。今天我們已經可以肯定，在人類進化過程中，大腦的發展是和腸胃系統的退化同時進行的。兩種因素相互影響制約，缺一不可。

在發展成智人的過程中，是什麼力量使人類的消化系統退化了呢？在冰河期食物漸少的情況下，如果腸胃縮小，功能減退，不啻會影響能量供應，以至危及生存。而事實卻正好相反，我們的祖先發育得愈來愈健壯。由此推斷，他們一定是擁有了新的食物來源，這種食物既比原來的更營養，又更容易消化，從而使消化器官在數十萬年的時間裡逐漸退化。

是什麼東西，如此突破性地改善了人類的營養質量？那時我們的祖先和黑猩猩一樣，愈來愈多地吃成熟的果實，而不再是綠葉和嫩莖。果實容易消化吸收，所含的果糖和葡萄糖也能提供密集的能量。而同時由於氣候變化，植被不斷減少。有特殊變種基因的耐寒植物品種，那時還沒有出現。因此，提供人類如此高質量營養的，只能是動物性食物。

毫無疑問，為了生存和繁衍，我們的祖先出於無奈，在食譜中增加了愈來愈多的動物性食物。只是那個時候，哪裡有現成的肥美肉食呢？昆蟲和小動物雖然到處都是，可身上沒有多少肉，更沒有多少脂肪。南方古猿那時還沒把握利用武器打獵，光用兩隻手，又捉不到跑得飛快的大動物。肥碩的獵物只能在遠處觀看。

有時，我們的祖先會在樹叢中尋覓食物時，發現受傷被困或已經死去的動物。每一次這樣的發現，都意味著一頓大餐，因為平時發現的，基本上都是被猛獸吃剩下的動物屍體。而這時候，還得格外小心，因為和南方古猿爭食的競爭者——鬣狗有時是十分危險的。再說這種屍體多半已經是殘羹剩飯，大塊的肉肯定早已被吃光。來自坦尚尼亞塞任哥提國家公園（Serengeti）的研究證明，從這樣的殘骸身上，通常是刮不出一點肉來的。出土的化石也證明，大約二百三十萬年前，晚期南方古猿和我們的直系祖先能人，已經能用尖利的石器從他們找到的動物殘骨上刮肉來吃。

我們的祖先有一天終於想到，這些獵物殘骸剩下的骨頭和腦殼裡，至少還會有點可吃的東西。來自塞任哥提的調查研究表明，直到今天，這種被猛獸遺棄的動物殘骸中，唯一剩下的可食物件，就是腦和骨髓。我們的祖先中，不知哪一個有一天終於發現，用一塊沈重的石頭，就可以輕易砸開最堅硬的頭蓋骨和最粗壯的骨頭，享用裡面的美味。一個新的食物來源，就這樣被發現了，出土的化石顯示，大約在同一時期，我們祖先的大腦開始迅速增長。這難道只是個巧合嗎？

要想使身體和心智健康茁壯發育，需要什麼條件呢？需要能量、營養物質和一個有活力的社會環境。人類透過狩獵和採集的生活型態，建立了複雜的社會結構。最原始的社會分工形成了，婦女負責採集，男子負責打獵。在宿營地分配那些大家愛吃、卻數量稀少的獵物肉給部落成員，或許是那個時代最重要的社會活動。隨著人口的增長和食物匱乏的威脅，這一活動日趨複雜，不斷增長

的生存壓力，加速了大腦和智力的發展。

為了擴充大腦的基礎，人類需要充足的物質材料和能量密集的食物來源，好不必再吃進成堆熱量貧乏的植物來獲取能量，把自己從這種被動和壓力中解脫出來。

先說說物質材料。大腦的組成物質中，雖然大部分是水，但細胞物質的10%是蛋白質，10%是特定的脂肪酸，而正是這些脂肪酸賦予了大腦與眾不同的特性。和人體的其他組織不同，大腦中占主導地位的，是有二十和二十一個碳原子的長鏈高度不飽和脂肪酸（HUFA），即Omega-6脂肪酸家族中的花生四烯酸和二十二碳四烯酸，及Omega-3脂肪酸家族中的二十二碳六烯酸。和所有其他哺乳動物一樣，人腦中的Omega-6和Omega-3高度不飽和脂肪酸的比例是相等的。這是大腦和其他身體組織的不同之處。

今天人類的飲食中，和Omega-6脂肪酸相比，二十二碳六烯酸或其他長鏈的Omega-3脂肪酸很少。如果大腦中的Omega-6和Omega-3高度不飽和脂肪酸的比例仍然是1：1，就說明後者密集存在於大腦中。事實是，只有這兩種長鏈脂肪酸的比例相當，大腦才能充分發育。

我們在第十六章裡已經知道，要把植物脂肪所含的短鏈脂肪酸，轉化成高度不飽和脂肪酸，是一件很困難的事。所以要想擁有龐大的腦體積，就必須透過食物攝取足夠的現成脂肪酸。植物中幾乎不含高度不飽和脂肪酸，只有肉、內臟和其他各種動物性食物，才含有這些大腦生長所需的必須材料。所以嚴格的素食者，幾乎完全攝取不到這些物質。我們在前一章裡曾經談到過嚴格素食者所生的後代，中樞神經系統發育不健全的問題。草食動物的大腦，比以牠們為獵物的肉食動物小得多，並不是偶然的現象，因為肉食動物能夠直接從食物中攝取豐富的高度不飽和脂肪酸。結果由於草食動物無法攝取和製造足夠的大腦生長所需的原料，因此牠們在智力上遠遠不及肉食動物。

再回過來講講大腦的進化。群居生活中活躍的相互交流，為大腦發展提供了有利的外部條件，我們的祖先又透過進食動物性食物，特別是腦子，獲得了大腦生長所需的原料。現在他們只需要一種能提供豐富能量，而又容易消化吸收的食物，以減輕消化器官的負擔，將節省下來的能量用於維持不斷擴大，日益活躍的大腦功能。

有哪些可能性呢？獵物的肌肉，並不是經常能吃到，而野生動物的肌肉含脂

肪又很少，平均每一百克只有一百一十千卡的熱量，在今天看來，稱不上是最重要的能量來源。另外，野生動物的肉雖含有一些高度不飽和的Omega-3脂肪酸，但是並不多。動物的腦子也只含有10%的脂肪，每一百克只提供一百三十千卡的熱量，不可能是我們要找的「熱量炸彈」。魚類也一樣，況且魚是很久以後才進入人類的食譜中。非洲東部湖泊裡的魚，雖然能提供豐富的Omega-3和Omega-6脂肪酸，但總體來看，還是不夠肥，每一百克提供二十千卡的熱量，也算不上非其莫屬。

一般的植物性食物，能量不夠密集（平均每一百克提供三十千卡的熱量），就更排不上了。只有堅果和某些植物的種子每一百克含二十九克脂肪，提供三百一十千卡的熱量，能滿足所需的高熱量。但是堅果和所有的植物脂肪一樣，不含高度不飽和脂肪酸。所以這一類食物也不可能對「大腦發達，腸胃退化」起多大的推動作用。

讓我告訴您這個答案：骨髓是當時唯一數量充足，又能提供相當高度密集能量的食物來源。每一百克非洲反芻動物的骨髓含八十四克脂肪，而且基本上是單元不飽和脂肪酸，還能提供七百九十千卡的熱量。這就是我們要找的「能量炸彈」，在那個時候曠野上到處都是，每天都能找得到。不過，有一個矛盾之處，就是骨髓裡並不含高度不飽和脂肪酸。

實際上，沒有一種食物能同時滿足所有科學研究的要求。人類的大腦在進化過程中確實有過異常的增長，因此我們的祖先肯定創造了一種最理想的搭配方式：在找到動物骨頭的地方，獵物的頭顱肯定也在不遠處，骨頭和頭蓋骨可以用同樣的工具砸開。我們的祖先除了把兩樣東西的內容物一起吃進肚子之外，還有更好的選擇嗎？他們就是這樣獲得了大量易於吸收的能量，而且是以單元不飽和脂肪酸的形式，好像「骨頭裡的橄欖油」，以及充足的健腦材料」，以及——搭配均衡，得到1：1最佳比例的Omaga-6和Omega-3高度不飽和脂肪酸。

我們的祖先透過榨取獵物和動物殘骸中的這些營養物質，為消化器官的萎縮創造了前提條件，又反過來釋放出積蓄的能量，供給不斷增長、日益活躍的大腦。由以植物性食物為主到動物性食物，這個轉變成為人類進化過程中，向智慧動物發展的一個決定性因素。我想假如沒有狂牛病的話，大家最好應該多吃腦子。

自石器時代末，農業生活得到推廣以來，人類的大腦體積縮小了。目前人腦的平均體積為一千三百五十立方釐米，和我們生活在三萬年前的祖先比，小了大約11%。如果我們追尋其中的原因，首先遇到的問題就是組成大腦物質材料的供給。當人類還能從大量野獸的肉和內臟中攝取足夠的長鏈Omega-3脂肪酸時，二十二碳六烯酸的供應量每天在八十毫克左右。自從引進農業生活以來，人類的穀物消費迅速增加，後來富含澱粉的塊莖，吃得也愈來愈多，而肉、內臟和魚這些高度不飽和脂肪酸的食物來源，卻漸漸被排擠出人類的飲食中。

此外，素食主義的權威聲稱，世界上的饑餓問題只有透過減少肉和其他動物性食品的消費，才能解決。他們號召吃更多的穀物和大豆，也就是更多的Omega-6脂肪酸，這也就意味著更少的長鏈Omega-3脂肪酸。對素食母親所生嬰兒的調查結果，好像沒有讓他們感到震驚。顯然，他們希望我們的大腦繼續萎縮。難道專斷和盲從結合的素食主義，也會損害人的智力？

第二十五章
舊石器時代晚期的生活方式

我們在巴西和巴拉圭交界的邊境地帶，一群阿契族男子在尋找食物。天一亮，他們就開始為今天的打獵在作準備了。他們檢查自己的武器，把箭頭磨尖。同時，他們不停地互相商量今天應該往哪個方向來深入樹林，才會更容易找到獵物。正當他們喋喋不休之際，忽然聽到南面傳來捲尾猴的叫聲。其中兩人立即站起身來，向那個方向走去，同時發出猴子一樣的叫聲。

他們模仿年幼捲尾猴受驚時發出的叫聲，希望能借此引誘猴群，或至少讓牠們不會馬上跑掉。幾分鐘之後，其他人也快步向同一個方向奔去。婦女們仍留在原地，她們開始收拾東西，準備轉移營地，稍後再跟上。

在途中，男人們時聚時散，有時獨自一人在林中穿行，有時兩人為伍。他們不斷和同伴相遇，然後又分散開來。他們不時搜尋到蜂巢，自然還有各種好吃的植物及果實。他們還順便抓了一些小動物，準備以後再吃。有時，還會碰到大個子的傢伙，例如一隻犰狳或一頭野豬。這時他們就立刻呼喚其他同伴，以便一同上陣圍捕。有時他們會跟蹤受傷動物的血跡，長途追蹤。

幾個小時之後，他們果真找到了那群捲尾猴。這種約五公斤重的猴子，經常出沒在阿契人居住的林子裡，他們差不多每天都捉。捲尾猴一發現有人接近，就從樹梢間逃跑，獵人們則在地面追逐。他們只在等待機會，挽弓搭箭。當他們來到了猴子藏身的樹下時，所有人都聚集過來。有幾個往樹上爬去，以便就近瞄準……

一支箭飛了出去，果真射中了一隻猴子。受傷的猴子從樹上掉下來，落在地面上。一個獵人衝過去，扼住牠的脖子，掐住不放，直到牠不再扭動為止。獵人們用這種方法一共捕獲了十隻猴子。

暮色降臨時，男人和跟隨而至的女人和孩子們會合了。女人們已經安置好了新的宿營地。她們和男人一起把肉分割開，在營火上燒。肉熟了之後，平均分配給部落的每個家庭。

這就是以狩獵和採集為生的部落一天的生活。這很可能就是石器時代人類生存條件的縮影。在分析研究出土化石之外，我們只能透過觀察現代原始部落的生活細節，試圖將它們一點點拼綴起來，勾勒出我們祖先在遠古時代的生活景象。

暫且不說我們祖先生活和飲食方式的細節，當時人類生活的一個基本原則是：不運動者，不得吃食！那時還沒有麥當勞，沒有披薩外賣，沒有送餐服務。要想吃東西，必須先辛苦勞動。體力運動是生存不可缺少的內容，天天如此，打獵、採集、刨地、搬運，遇到猛獸時還得逃命，這些都是日常的功課。生活的主要內容，是尋找食物。誰更強壯，更有耐力，就能尋獲更多的食物，能在群體中樹立威信和影響。

從古到今，吃東西的目的都是為生存積蓄能量。被消耗的能量和營養物質，必須盡快得到補充。人體的熱量消耗由幾個部分組成，最基本的是所謂的基礎代謝，即人體在靜止狀態下維持身體功能所需的能量。由於當今人類日常生活中肌肉靜處的時間居多，基礎代謝占我們日常能量消耗的70％。此外，每一個身體活動都要消耗額外的能量，即使是在電腦前按一下滑鼠，這就是所謂的工作代謝。令人欣慰的是，食物的消化和代謝也要消耗能量，這就是所謂的「熱效應」。這占能量消耗總量的5％到10％，其中消化蛋白質需要的能量最高。這樣算來，身體活動消耗的能量，大約只占總量的20％。

在我們祖先身上，完全是另一種情況。當他們還棲身在豐饒的雨林中時，生活相對比較簡單，可吃的東西隨手可得，為尋找食物所花費的精力相對較少。可是，當氣候的變遷使他們不得不在草原和曠野生存，而「人口密度」又不斷上升時，無憂無慮的日子一去不復返，生活變得愈來愈艱辛。在饑餓的驅使下，我們的祖先不得不長途跋涉，他們活動和尋找食物的範圍也因此不斷擴大。

根據科學計算，最早的人類為尋找食物，每天要往返走上十五公里的路，當然是帶著他們的工具、武器和獵物。這和我們在當今的原始部落中測得的資料相當一致。例如，根據觀察記錄，前面提到過的阿契人，男子平均每天走十九公里的路，婦女約九公里。空族男子平均每天走十五公里，婦女九公里。

因此，這些今天仍過著狩獵和採集生活的人，每天透過肌肉運動消耗大量的

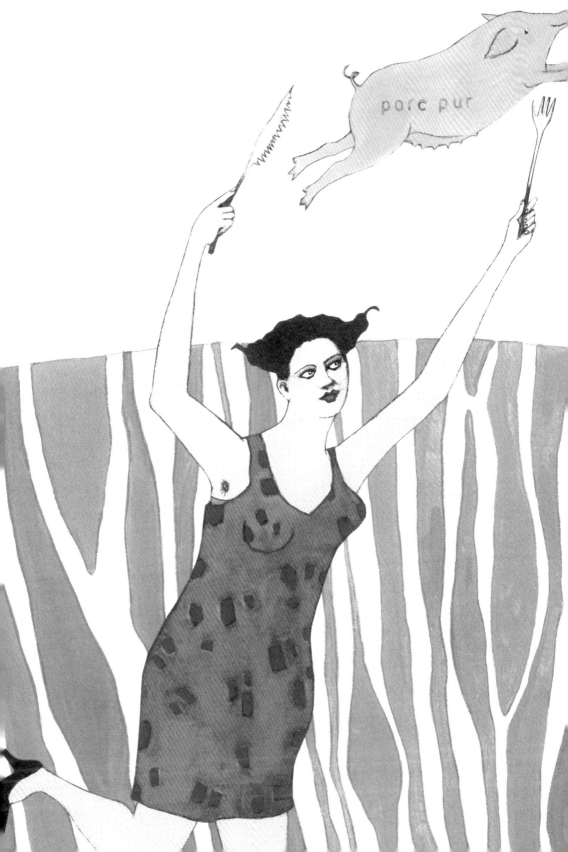

熱量。阿契族男子平均每天僅身體活動消耗的能量就為一千七百八十千卡，婦女為一千兩百八十千卡。由於他們身材較小，得出的平均能量消耗，分別為每公斤體重三十及二十五千卡熱量。空族男女的能量消耗分別為每公斤體重二十及二十五千卡。順便提一句，如今坐辦公室的人士，每天身體活動消耗的全部能量僅僅為每公斤體重九千卡！

當然阿契人和其他仍過著狩獵和採集生活的部族，並不是每天都外出打獵。他們根據打獵的運氣好壞，平均每週最多出動四次。中間會有一到兩天的間隔來休息。婦女們平均每兩到三天，去找一次食物。剩下的時間他們也不閒著。衣服、武器和工具必須時時修補或製造新的，獵物要分配，植物性食物需要加工，還要汲水，拾柴燒火。整個營地要經常打點，家當要全部轉移到另一個地方從新安頓。而且在辛苦工作了一天後，他們還經常跳舞狂歡到深夜。

我們可以相信，現代仍過著狩獵和採集生活的部族生活方式，和遠古的人類極為相似。可是今天世界上已幾乎沒有什麼社會部落，還不曾受到西方文明的影響。他們從前典型的活動方式，即高強度體力活動的日子和勞動較輕鬆的日子交替，被稱為「舊石器時代晚期的生活節奏」。平均下來，他們每天的能量消耗總量，基本上是基礎代謝的兩倍或者更多，而且一生中大部分時間都是如此。這肯定影響到他們的身體和生理結構。這些「自然之子」不必到健身房用機器折磨自己的肉體。日常勞動讓他們的肌肉異常發達。這一點已經在骨骼和關節化石復原的基礎上得到證明。另外，我們的祖先很可能體內脂肪比例很低。他們的有氧運動狀態肯定屬於「好」或「非常好」。對過著狩獵和採集生活部落的詳細調查研究，證明了石器時代生活方式的「訓練」作用。

然而，正如我們所料想的那樣，生活在現代以狩獵和採集為生的部落，也在二十世紀經歷了他們引以自豪的「進步」，其影響是深刻的。生活在加拿大，一群以狩獵和捕魚維生的因紐特人，恰當地說明了這種進步的結果。一個研究小組定期測定了他們的身體狀況——所謂的「有氧運動能力」。一九七〇年以前，當這些愛斯基摩人基本上還生活在「未開化」狀態時，他們的身體狀態極佳。在接下來的二十多年裡，他們自然的生活習性愈來愈被西方的文明方式所取代。他們開始使用電動雪橇、摩托艇和家用電器，接受含大量穀物的飲食。而他們的身體狀況卻每況愈下，肌肉萎縮，取而代之的是愈來愈多的脂肪。

今天的因紐特人受到到西方疾病的嚴重威脅，骨質疏鬆、高血壓、第二型糖

尿病和心臟及循環系統疾病比比皆是，發病率大大高過於把他們推進這種生活方式的白種人。然而，不久以前，這些文明病還從未光顧過這群「自然之子」。分享到這種「進步」碩果的，除了他們，還有其他在現代已跨入工業文明的民族……

第二十六章
石器時代的食物攝取

生活在自然狀態的人「強壯、身手矯健、目光敏銳」，法國哲學家盧梭早在一七五四年就曾經這樣寫道。無數人類學家和人種學家在過去的兩個世紀裡，研究了生活在非洲、美洲和大洋洲的許多「自然部落」的生活和健康狀況。

研究最多的，是澳洲原住民的生活習性。墨爾本貝克醫學研究所（Baker Medical Research Institute）的營養學家凱琳・歐迪（Kerin O'Dea）在他們之中生活了一段時間，以便觀察和記錄他們的飲食習性和健康狀況。澳州原住民也曾經是狩獵和採集的典型民族。他們是真正的雜食者，什麼都吃。這些澳州大陸的土著居民對食物的選擇，必須適應季節和各自的生活環境。在獲取食物上，他們通常也有分工，婦女負責搜集基本的食物，如野果、堅果、可吃的樹葉、蜂蜜、鳥蛋、昆蟲、小的爬行動物、甲殼類動物和哺乳動物，還有魚、貝類和其他海菜。男人們則要捕獲每天的主食——肉，獵物愈大，對大家愈有利。在那裡，袋鼠當然是最受青睞的獵物。

每天，當獵人們帶著他們的獵物回到營地後，大家把肉燒熟，聚在一起大塊吃肉。獵物身上所有能吃的東西都一起吃下去，內臟、腦子和骨髓。不過原住民們特別喜歡脂肪，絕不浪費，再少的一點，都津津有味地吃下去。

像蜂蜜、野果、堅果、昆蟲等食物，不算「正餐」，而只是「小吃」。有時獵人，在打獵的路上為了充饑，就把獵物的肝臟從體內割下來，就地生吃下去。

這些對澳州原住民的調查，成為研究完全不依賴食物生產的人類生活，最重要和最有說服力的記錄。如果想瞭解我們生活在石器時代祖先的飲食行為，進而得知我們的基因特點和符合我們基因特點的飲食方式，上述對現代狩獵和採集部落的研究是最直接的材料。

石器時代的自然生活和食物攝取方式，能使人身體健康。這一點美國放射學家和人類學家斯特芬・博德・伊頓（Stephen Boyd Eaton）和他的同事馬喬

里・蕭斯塔兒（Marjorie Shostak）及麥爾文・科納（Melvin Konner），在他們一九八八年出版的《石器時代晚期的藥方》一書中，第一次作了全面的闡述和科學的論證，並把這一觀點介紹給廣大讀者。

在美國亞特蘭大埃莫里大學（Emory University）任教的伊頓博士和他的同事，是以一九六〇年代出版的第一部人類學地圖集提供的資料為依據，建立起自己的論點。這部地圖集已經相當詳細地收錄了五十八個仍生活在石器時代生活條件下，從事狩獵和採集部族的資料。根據這些資料，專家早在一九六八年就對石器時代的飲食營養行為進行過粗略的計算。

一九八〇年代，伊頓和他的同事們在初步資料的基礎上，將其進一步的精確化，他們採用考古發掘出土的食物殘餘的分析結果，及現代野生植物和動物肉類的營養物質分析。在此基礎上，他們第一次計算出石器時代食物的營養構成，即食物中碳水化合物、脂肪和蛋白質的比。他們認為，在那個遠古時代，人類的食物中植物性和動物性食物的平均比例為65：35，仍是以植物為主。根據他們的計算結果，碳水化合物在每日攝入的熱量中佔中等比例，為45％，脂肪占21％，蛋白質占34％。

在接下來的幾年中，同一批科學家又利用更多，更精確的植物分析資料，對計算結果進行了修正，但整體來看，沒有太大的變化。因此從一九八〇年代中期以來，大家一直認為已經科學地驗證了這個觀點，即人類較適應一種以植物為主，低脂肪的飲食。而現代脂肪較高的飲食，被視為有損我們健康的一大問題。十五年之後，我們才認識到其中的錯誤！

伊頓和他的研究人員在計算中，犯了兩個極大的錯誤。第一，他們沒有把魚和其他海產食品計算在內；第二，他們只考慮了可食肌肉的數量，而這種瘦肉在原始民族中並不是首選，如果獵物充足的話，他們寧願吃別的油水多的部位，黑猩猩也是如此。各種內臟，尤其是腦子、眼睛、骨髓，還有腹腔裡的脂肪是他們的最愛。肝、腎、脾、心和肺，也比純瘦肉更受歡迎。每一點脂肪都不會浪費，他們甚至透過煮骨頭的方式，分離出裡面的脂肪。在自然界中，普遍的原則是含脂肪愈多，提供的能量就愈密集，愈有價值。

有了以上的認識，就可以清楚地知道，所有石器時代飲食成分的計算都不可信。它們和實際的情況相差太遠。因此，一九九〇年代末，在科羅拉多大學的羅倫・科戴恩教授——一位年輕有為的進化生物學家的領導下，這領域的一些

專家聚集在一起，準備進行一次全新的計算，經驗豐富的伊頓也參加了這工作。二〇〇〇年三月，專業人士盼望已久的計算結果，終於發表在《美國臨床營養學雜誌》上。

在最新的計算中，科學家們對所有能想到的野生植物，進行了更為細緻的營養成分分析，收錄上百種水果、漿果、堅果、種子、塊莖、花和葉子。為了計算透過食用動物攝取的那部分的營養物質，專家們分析了非洲、北美洲各種野生動物的肉和內臟的成分。此外，他們還參考了一九九九年新出版，經過修訂和補充的人類學地圖集，裡面詳細收錄了229個生活在現代的狩獵和採集部落的飲食狀況。這些部落遍佈在所有人類可能生活的區域，從熱帶雨林、草原、森林，到高緯度的冰原，從澳大利亞的提維人（Tiwi），到美國的歐那人（Ona）和北極圈裡的艾斯基摩人。

科學家們十分重視資料的完整性，所有可能採集到的植物和鳥蛋，可能獵獲的哺乳動物和鳥類，可能捕到的魚，都被收進新的石器時代食物分析中。只有一項限制，顯得有必要，他們不時順便捉的一些昆蟲和小型爬行動物，如蜥蜴等，沒有被計算在內，因為對此缺乏可靠的資料。研究人員承認，他們必須接受這一事實，即新的計算結果中，動物性食物的比例比實際要低。但是他們堅持這種保守的估計，因為他們意識到，這新的計算結果在營養學界中，已經十分令人難以接受了。

羅倫‧科戴恩為我們描述生活在石器時代條件下的狩獵和採集部落的飲食行為，和大家以前知道的截然不同。首先，參加研究的專家們強調，顯然世界上從來沒有一個自然部落，是完全或基本以植物為食的。正如在第二十三章所講到的那樣，在生態環境允許的情況下，獵人和採集者總是設法儘量獲取更多的動物性食物。這背後的原因，依然是最佳獲取食物的原則：耗費同樣的體力和精力，獲取動物性食物，能帶來更多的能量和營養物質。因此很自然的，絕大多數現代仍過著狩獵採集生活的部落，基本上是以動物為食的。在調查的所有兩百二十九個狩獵和採集部落中，動物性食物所占的比例為56%到65%。其中一百一十三個（即總數的58%）部落的動物性食物比例，占到2/3以上。

這對素食主義的權威和追隨者，不諦是個當頭棒喝。他們在自己「美好理想」的鼓舞下，一直在尋找有力的證據，以證明人類原本屬於草食動物。他們至今仍然確信，在「狩獵和採集」的時代，植物性食物所占的比重非常大，以至於

原本應該稱之為「採集和狩獵」才對。

當今德國的「素食者聖經」上這樣說：「如今仍生活在熱帶地區的採集和狩獵部落，他們的食物60%到80%來自植物。大家經常錯誤地得出相反的結論……」萊茨曼和哈恩教授寫道：「我們在提供正確的飲食營養建議時，應該考慮到這一事實。」

然而，現在我們發現，這些熱帶地區的居民還吃魚，他們的食物中植物所占的比例只不過在36%到55%之間而已。而離赤道愈遠，人類的食物中植物的比例就愈低。在南北緯四十一度到五十度之間，植物在食物中的比例，只有25%到35%，南北緯五十一度到六十度之間，食物中的植物只占16%到25%。與此相對，離赤道愈遠，食物中來自狩獵和捕魚的動物性食物比例就愈高。

實在抱歉，可敬的素食權威們，你們在一九九六年對伊頓教授舊的研究資料作出的詮釋，如今已經完全站不住腳了。你們以植物為本的飲食模式宣傳，已經被事實駁倒，可以丟入科學的垃圾堆中了。我們自然可以期待你們，身為治學嚴謹的大學教師，會儘快糾正錯誤的資訊。另外，正如你們至今大力宣傳的，應該把自然部落的食物和營養攝取比例，「作為提供正確飲食營養建議的參考」。在這一點上，我完全贊同。我們期待新一版的「素食者聖經」早日出版。

如果在提供飲食營養建議時，真的把這些新的認識考慮進去，可不簡單。羅倫・科戴恩的最新研究分析，幾乎把這個領域內至今所有的建議全部顛倒過來，按他自己的話來說，是根據動物性食物占65%比例的保守估計。在此，科學家們很謹慎地沒有採用主觀臆斷的固定數字比例，而是盡可能的表現全世界狩獵採集部落營養物質攝取比例的平均區間。

計算結果，綜合有記錄的所有兩百二十九個生活在狩獵和採集型態下的民族或部落的食物攝取，最有可能的構成比例是：大約20%到40%的碳水化合物，28%到58%的脂肪，19%到35%的蛋白質。

所有生活在緯度高於四十度以上的地區——即環境條件應該和我們祖先生活的歐洲最相近地區——的狩獵和採集部落，最有可能的營養物質構成比例為：大約30%的碳水化合物，40%到50%的脂肪和30%的蛋白質。

您沒看錯，這不是印刷錯誤，而是極其有趣的科學資料。這個營養物質之間

的關係比例，也許您會覺得似曾相識？也許您應該再回過頭，讀一下第二十三章，裡面講到最新代謝研究得出，對人們，特別是有胰島素阻抗性者，有益的飲食營養比例。這是否會帶來一場營養科學的革命？總之，對那些有名望的專業協會的虔誠信徒來說，這些資料足以讓他們無言以對。

石器時代飲食中的營養物質比例

羅倫·科戴恩和他的合作者，在他們的分析中計算出的營養物質比例，是一個可能性最大的誤差範圍。他們以兩個不同的假設為出發點：一是65%的食物來源是動物性的；或者65%的食物來源是植物性的，後一點的可能性較小。科學家們還必須考慮到，被食用動物的體內脂肪含量，依據體形大小、季節、氣候和飼養方式而有所不同。因此，他們計算出的又是一個從低到高的誤差範圍。考慮到極端的可能性，他們以體內脂肪含量（包括所有內臟和骨髓）2.5%來計算，雖然這麼低的可能性不大。同時，他們又考慮了另一種可能性不大的極端，即脂肪含量高達20%，而中間值，則取10%到15%的脂肪比例。

以動物性食物占總量的65%，動物體內脂肪含量10%為計算基礎，所有狩獵和採集部落的食物營養物質的平均比例為：22%的碳水化合物、43%的脂肪和28%的蛋白質。

以動物性食物占65%，動物體內脂肪含量15%計算，得出的比例為：22%的碳水化合物、50%的脂肪和28%的蛋白質。

如果將動物性和植物性食物的比例顛倒過來，即假定動物性的占35%，得出的比例如下：以動物體內脂肪含量10%計算，比例為40%的碳水化合物、34%的脂肪和26%的蛋白質。以脂肪含量15%計算，比例為40%的碳水化合物、37%的脂肪和22%的蛋白質。

根據這從新計算的石器時代營養的組成，可以推算狩獵和採集部落的食物攝取中，脂肪比例低於34%的可能性極小。同樣可能性極小的是，他們食物中碳水化合物的比例達到40%。反之，很大的可能性，是大多數狩獵和採集部落的食物中，碳水化合物的比例向來只有20%左右。相對地，他們食物中脂肪的比例始終有40%到50%，而且以動物性脂肪為主。另外，蛋白質占食物的比例，也絕對不會低於20%，大多數情況下，蛋白質占到30%左右，而且大部

分是動物蛋白。

想不到吧？由此看來，人類的確天生要依賴動物脂肪和動物蛋白，才能延續其物種！這是不是符合我們物種特點和基因特點的食物攝取方式呢？在過去的幾百萬年中，我們的祖先是依靠什麼，度過了一次又一次的冰河期？在冰河期的歐洲，他們又能找到什麼樣的食物呢？除了肉之外，還是肉！

當然，取自天然環境中的野生食物，和我們今天消費的人工產品在很多方面都有差別。在石器時代，所獵取動物的肉和脂肪也許和今天的野生動物基本相似。因此，羅倫·科戴恩和他的同事特別分析了駝鹿、鹿和羚羊的肉，作為依據，研究我們祖先的肉類和脂肪攝取。

野生動物體內的脂肪含量相對較低，牠們肚子裡沒有那麼多油水，皮下脂肪也很少。而這類積存的脂肪中，飽和脂肪酸的比例較高，達60％到66％。由於野生動物積存的脂肪較少，因而飽和脂肪的攝入不可能很高。野生動物的脂肪主要是結構脂肪，即肌肉間脂肪和臟器脂肪，其主要成分，是比例均衡的單元和多元的不飽和脂肪酸。

關於多元不飽和脂肪酸還有關鍵的一點，即野生動物吃的不是穀物和大豆，而是綠色植物。因此，其脂肪中Omega-6脂肪酸的含量相對較低，而Omega-3脂肪酸含量較高。這體現在Omega-6和Omega-3脂肪酸的比例上，大約在3：1到6：1之間，正是人體生理所需的理想比例。而今天，一頭來自美國的，以穀物餵養的牛肌肉中兩種脂肪酸的比例為14：1！

狩獵和採集部落食物中的主要脂肪來源，是動物骨髓。根據對野生動物的分析，骨髓中所含的脂肪大部分（60％到70％）為單元不飽和脂肪酸。其餘部分的2/3，為飽和脂肪酸，1/3為多元不飽和脂肪酸。其中Omega-6和Omega-3脂肪酸的比例為4：1到9：1，也是理想的範圍。

狩獵和採集者攝入的少量植物脂肪，基本上來自堅果和種子。大部分這類脂肪的主要成分，也是單元不飽和脂肪酸，多元不飽和的Omega-6和Omega-3脂肪酸的比例，比今天市場上大多數植物脂肪更為均衡。因此可以說，狩獵和採集者雖然脂肪攝入量高，但其質量優於今天人們攝入的脂肪。近幾十年來，某些有影響的營養學專家和植物奶油商人，向消費者推薦和提供的產品，是不能與之相提並論的。

狩獵和採集者攝入的碳水化合物量很低，其質量也和今天人們消費的，有本

質上的區別。果實、漿果、蘑菇、野菜和塊莖，是主要的碳水化合物來源。除了蜂蜜以外，都屬於「未精煉」的碳水化合物，含有較多可溶及不可溶的粗纖維。這些食物的升糖指數（見第十三章和書後附錄）也相對較低，純澱粉在當時很少見。也就是說，不僅碳水化合物少，而且其對血糖產生的作用也較弱。

另外，這些食物保障了大量可溶於水的維他命的攝入，特別是維他命C，礦物質和微量元素，特別是鉀和鎂的供應自然也十分充足。

上述種種，被羅倫‧科戴恩和他的同事稱為是「極有可能」反應狩獵和採集部落的真實飲食方式。如果這種模式也能表現我們祖先在過去的二百萬年中的食物攝取方式，又如果在進化過程中形成的人類基因，最適應的飲食方式應該是這個樣子的，那麼我們今天所接受的建議和實際生活中的飲食方式，將把我們引上一條自我毀滅的歧途。

第二十七章
符合物種發展的「養生之道」

整整十二萬代的時間中，人類過著狩獵和採集的生活。接下來的整整五百代，從事農業生活。從數字來看，人類有超過99.5％的時間，是狩獵和採集者，而只有少於0.5％的時間，過著農業生活。有十代的人，經歷了工業革命帶來的進步，而生活在工業化國家最年輕的一代人，則由電腦支配著他們的生活節奏。人類的基因庫是在長達十億年的進化過程中，逐漸發展形成的。然而，自從生活在石器時代中晚期的克羅馬儂人——我們歐洲人的祖先出現以來，人類的基因組幾乎沒有發生過任何變化。人類的基因有三萬年到四萬年的年齡了。與此相對，我們生存的環境條件，卻以驚人的速度發生了巨大的變化。人類彷彿是被時間機器送到了一個美好的新世界。我們帶著石器時代的基因，生活在一個高科技的時代。

從人類最早的開端，直到十九世紀的工業革命，人類的整個生活核心就是獲取和製作食物。當然同時也有另外一些小事需要料理，例如每天要安頓好一個安全舒適的宿營地睡覺。另外，還要製造、保養衣服和武器。食物儲存告罄的時候，人類不得不把相鄰的部落當成獵物。

不管做什麼，都得用自己的雙手勞動。因此肌肉的力量和耐力，是日常生活中的關鍵條件。我們石器時代祖先的身體狀況，必須適應這種要求，精壯、敏捷、肌肉發達。以出土骨骼化石為基礎的形體復原，證明了這一點，而且從現代仍過著狩獵和採集生活的人們身上，也可以看出來。

直到近代，飲食和運動始終是密不可分的。人們打獵、採集，以取得食物，維持生存。一方面是肌肉負荷和相對的能量和營養物質消耗，另一方面是由食物提供的營養物質和能量攝入，二者相互依存，缺一不可。在這種特殊的生活和環境條件下，人類形成了特殊的新陳代謝生化機制，並透過基因形式固定下來。人類在這樣的自然條件下，生存了數百萬年，某些特定的基因特質，由於顯示出「維護生命」的作用，而被篩選出來進一步優化，而另一些作用不大，

或多餘的，則被淘汰或「關閉」。因此，今天我們的基因程式，仍然只有在保持每天體力運動的條件下，才能發揮最佳的功效。

隨著工業革命的擴大深入，人類在飲食和運動方面走上了一條歧途，惹來麻煩無數。近代以來，機器逐步取代了人力，最近的幾十年，則是電腦和晶片。這發展趨勢的規模和影響，有人在英國進行了調查統計，從一九五六年到一九九〇年，人類在體力勞動中消耗的能量減少了65%，而這一趨勢還在繼續。如今，大多數的工作是在電腦前完成的。在這樣的工作中，唯一需要使用肌肉的工具就是滑鼠。的確，這樣十分輕鬆舒適，是真正的進步，在這樣的體力負荷下，保證連汗都不會出，肚子裡積存脂肪。

我們來看幾個例子。假設一位年輕、依然苗條的女經理，體重嘛——就算五十八公斤吧，她的基礎能量代謝大約是一千三百三十五千卡。她的一位男同事體重七十公斤，也還算苗條，在靜處時消耗一千六百四十五千卡的能量。兩人每天都開車來上班，每天要在工作地點的走廊和辦公室之間不急不緩地走上幾趟。午休時間，他們和大多數人一樣，或在網上瀏覽，或跟同事們坐在一起聊天、抽煙——根據德國的一項新的統計，這是職員們打發午休時間的典型方式。在這樣一個平常的工作日中，他們總共需要徒步走過三百到七百公尺的距離，包括工作時和往返路途在內。

下班後，他們再去買點東西準備晚上吃。到家後，把買來的半成品，在烤箱裡烤一下就可以吃了。坐在電視機前，必須完成的肌肉運動是把遙控器拿在手裡，不時隨便按按。在一個現代化的家庭裡，消耗能量最多的運動，就是把晚餐送進口中，然後將食物消化、吸收和代謝。根據電視機和床之間的距離遠近，這個移動過程還會消耗一定的能量。在這樣的一天裡，我們的年輕女士在基礎代謝之外，要消耗大約五百千卡的熱量，男士大約消耗六百一十五千卡。他們兩人每天體力支出消耗的能量，平均是每公斤體重九千卡。

根據科學的計算，過去我們祖先為了生活——包括獲取食物和各種其他活動——平均每天消耗的能量，是每公斤體重十八到二十七千卡，即今天的兩到三倍。如果幾百萬年來一直這樣，我們有理由認為，我們的基因適應了這樣的運動量。

飲食和運動的進化發展，今天已完全被打破了。我們的基因根本無法在如此短的時間內（從進化的角度看），適應如此巨大的變化。我們必須意識到，對

於缺乏體力運動，我們的基因是沒有準備的。我們的身體沒有專門適合這種新條件的「軟體」。在新環境中，繼續用舊的基因「軟體」——這不成套的情況，導致身體的「作業系統」頻頻發生故障。身體必須運行各種輔助程式，然而代謝系統的「當機」，還是無法避免。我們追求「高品質生活」的後果，變得愈來愈明顯了，發病率極高的文明病逐漸蔓延。據專家的看法，至少還要再過幾千年，我們的基因程式才可能得到更新。

但對此負有責任的人，卻昏睡不醒。雇主設法省掉最後一點需要手工的操作。在城市規劃、交通及住宅建設方面，也想盡一切辦法，卸除人類最後一點勞筋動骨的負擔。所有的人都在談論新興科技、教育計劃、資訊時代和虛擬世界不可估量的前景。面對技術進步，所有的人，不管是雇員，還是雇主，都歡呼雀躍，前者不必繼續如此辛苦地勞動，後者則可以透過新的合理化措施，獲得更高的利潤。

可是，如果在這種「高生活品質」下，愈來愈多的年輕人帶上胰島素阻抗性，又是誰來承擔由此帶給社會的鉅額費用呢？從胰島素阻抗性到糖分代謝失調，從慢性的高胰島素血症，到脂肪代謝障礙，再發展到凝血傾向，再加上高血壓，其後果有我們最為熟悉的心肌梗塞和腦血管梗塞，還有癌症。

二〇〇〇年五月十七日出版的《美國醫學聯合會雜誌》報導了一條壞消息：長期的高血糖，會增加罹患胰島腺癌的危險。不管是乳癌、腸癌，還是胰島腺癌，幾乎所有在發達國家常見的癌症，都和血糖過高，即和胰島素阻抗性有關。

有個事實，我們已經愈來愈清楚的認知，也就是糖分代謝失調及長期血糖偏高，即使離糖尿病的標準還很遠，也足以構成威脅健康的頭號大敵。

近來，我們還發現老年癡呆症也和高血糖有關。都是些在自然部落中聞所未聞的「文明病」，如骨質疏鬆、腎結石、痛風、近視等等，這名單還可以無休止地羅列下去。而糖分代謝的失調，總是其中的主嫌。這時，馬上有人會反駁，這是因為這些自然部落的壽命較短，他們大多活不到罹患這些病的年齡，就已死去了。我們稍後會解釋這個問題。

然而，無可爭辯的是，我們可以透過有規律的運動，來預防許多文明病。大量的長期調查研究，已經證明了這一點（見第十二章）。尤其是未知症候群，透過有規律的體力活動，可以預防和其相關的致病因素及其併發病。根據運動

量的不同，能夠抑制糖分代謝失調，和第二型糖尿病的罹患率，以及降低糖尿病患者的死亡率。

來自美國的最新研究證明，經常進行少量活動的婦女，在老年罹患糖尿病的危險，比別人低30％，運動量大的婦女患病危險低一半。

然而事實是，一般民眾和政治家們還未意識到這一關聯的重要性。今天，我們鍛鍊，只憑自覺及自願，這被視為「精神可嘉」和「有健康意識」，而獲得褒揚。其實，從基因角度來看，鍛鍊身體根本沒有什麼特別之處，是非常普通的生活方式。身體透過運動，來判斷其「硬體」和「軟體」是否處於最佳運作狀態。充分享受舒適的現代化生活及其他「高品質生活」的優越性，或許在特定的情況下是好事，但我們不能過分美化它，而應該讓科學事實說話：缺乏運動不是正常的，而是病態的，會縮短我們的壽命。

我們到處聽到大家不明究竟地談論，雖然醫學不斷進步，不斷有新的技術和新的療法，還是有那麼多人罹患慢性老化的疾病。在這一點上，美國人再一次成為我們的榜樣。一九九○年，美國有九千萬人受一種或多種這樣疾病的折磨。據估計，這些病人的治療和護理費用將達到一萬億美元。醫學界的中堅力量，如何對應這場「流行病」呢？至今，他們仍然致力於改進治療的方法，但是靠這個辦法，並無法有效地降低發病率。歐洲的情況，也好不到哪去，我們只不過沒有這麼精確地調查記錄。也就是說，過不了多久，我們的社會將無力負擔其醫療衛生體系的費用。

改變思想，勢在必行。可是有誰願意主動去鍛鍊身體呢？我們好像必須在強迫或壓力下，才會有所行動。最小的付出，最大的收益，這是我們追求最佳效益的本能，也是從生物學的角度來看，一種合理的目標。然而科學告訴我們，一個人只有每天或大多數時間，進行一定量的體力活動，才有可能使其基因潛質，為了維護健康而發揮作用。

看來我們需要某種讓人無法逃避的運動，就像石器時代的人類，必須為食物奔波，而在後來的階段裡，也必須辛苦勞動，外出做工，或做家務。您覺得生活裡沒有電梯會如何呢？沒有人強迫您必須乘電梯上樓。您完全可以拒絕乘坐電梯！而購物袋和啤酒，箱子和文件是不會自己上樓的，那就有勞您費力的搬運了。

真正的難題是，如何才能讓所有民眾，而不僅僅是那5％或10％光顧體育協

會或健身房的人，在經常參與運動。我們的政治家和工業鉅子們，什麼時候才能醒悟，認識到疾病意味著無法工作，會增加大量的額外支出。我們面對的是新世紀最緊迫的問題之一。

目前，我們已經相當確切地知道，要想保持健康，身體需要何種強度和頻率的運動。這樣的運動，並不會佔據掉太多的時間，是可以在日常生活中安排實現的。我們將在下一章裡，詳細講到這一點。

不過我必須承認，我在這個問題上，比較悲觀。在我們這個有憂國憂民傳統的社會裡，大家更熱衷於抨擊動物實驗，在國際和國內的各種委員會，討論不同的「符合物種特點」的動物飼養方式，制定有關活動空間、戶外活動、陽光照射、通風和飼料的嚴格規定。而從事這些工作的官僚們，也許自己日復一日被關在鋼筋水泥的牢籠裡，缺乏運動，整天處於人工的光線照明下，處於不通風的空調和不間斷的噪音中。在飲食方面，他們接受了一種不用多花錢，就能填飽肚子的飲食方法，而不是「符合人類物種特點」、及我們的基因所適應的飲食。除了澱粉外，還是澱粉，而且是裹在錯誤的油脂裡。

高大、健壯、豐滿的肌肉，和少量的碳水化合物，我們的祖先正是在這樣的生活條件下，發展成為智人的。在這種條件下形成了製造胰島素阻抗性的遺傳基因，至今仍在許多人的體內起作用。可是突然間，這些條件卻被完全顛倒過來。我們今天只有纖弱的肌肉，而且大多數無所事事。如果肌肉細胞被塞滿脂肪，又整天在座椅和沙發裡慵懶地打發時光，製造胰島素阻抗性的基因，就會特別快地發揮作用。再加上我們為疲憊的肌肉填塞了大量的碳水化合物，用不了多久，遲早會出問題。

再一次提醒您，肌肉少，從血液中吸收的糖分就少。而重要的是，如果這一點點肌肉還不運動，糖分的吸收就更少了。這將引起血糖偏高，而高血糖又會導致胰島素分泌的增加，以促使糖分進入細胞。長期超量製造胰島素，會漸漸使胰島腺的生產能力耗盡，胰島素的分泌日漸減少，甚至最後會枯竭。人類就是這樣罹患上第二型糖尿病的。

另外一條規律，是不能直接利用的碳水化合物，大部分被身體轉化為飽和脂肪，積存在肌肉細胞裡，這也會降低細胞對胰島素的敏感性。惡性循環就這樣開始了。如果長期缺乏運動，加上同時攝入高熱量飲食，不管是脂肪，還是碳水化合物，肌肉裡的脂肪就會愈來愈多。這個危險的組合，為未知症候群的形

成，提供了有利的條件，這是我們所選擇的生活和飲食方式的必然結果。

無可爭辯的是，穀物進入人類的飲食，引起了人類進化歷史過程中，食物攝取方面最深刻的變化。在此之前，我們的祖先並不認識這種食物。而今天，我們是唯一吃穀物的靈長類動物。今天，穀物產品甚至已經成為全世界最重要的食物來源。

也許，人類在石器時代就已經知道，野草的種子是可以吃的，但它並不是所有的地區都有，而且數量很少。這些為數不多的種子，由於帶著堅硬的殼，要想加工成為食物很費力，不能被當作每天的糧食。後來，隨著人口的增長和可獵取的野獸的減少，在饑餓的驅使下，人類想到把穀物當作食物來吃。磨麵和製作麵團的技藝，不斷發展提昇。

目前世界市場上的熱量來源中，穀物製品佔了主導地位。此外，再加上馬鈴薯、大米和糖。人們又用這些東西製造可口可樂、餅乾、薯條、玉米片、爆米花、麵包等各種小吃和零食。精緻的碳水化合物和澱粉充斥在我們的食物中，從基因角度來看，這都是陌生的。在美國，他們日常攝入熱量的60%以上，都來自人類基因所不熟悉的食物。我們身體的那些器官，又能消耗多少每天源源不斷填進來的碳水化合物呢？現代人的肌肉，肯定是用不了的。碳水化合物填鴨法和高技術食品，完全打亂了我們的生理協調機制。

如果古人類學家們沒有搞錯的話，生活在現代的狩獵和採集部落的食物攝取方式，應該和我們石器時代的祖先十分相近。也就是說，我們的基因最能適應的，是一種碳水化合物含量低的飲食。那麼石器時代的飲食，原本是符合人類物種特點的飲食：大約30%的碳水化合物、20%到30%的蛋白質和40%到50%的脂肪。

但問題的關鍵，並不僅僅是要減少我們當今碳水化合物的攝入量，而且還要攝入其他種類的碳水化合物。值得推薦的，是未經精細加工和富含粗纖維的碳水化合物，最好大部分從水果蔬菜裡攝取，我們目前的攝入量還不夠，應該大大提高。在遠古時代，這是很平常的事。據估計，在石器時代，全年有五十到一百種不同的植物，被人類當作食物來吃。那時候沒有披薩和通心粉，也沒有麵包和麥片，人類吃的是野生漿果和水果，野菜和綠葉。

另外，我們還應該像石器時代的人類那樣，吃更多的蛋白質，目前的攝入水平應大大提高。我們還應該攝入足夠的脂肪，也許比今天的還要多，但特別要

注意的是，這種脂肪的質量，應該不同於我們以往所吃的。今天被廣泛採用的植物脂肪，含有高比例的多元不飽和Omega-6脂肪酸，應該大量減少，同時增加含Omega-3脂肪酸較多的植物脂肪的攝入，植物性及動物性的單元不飽和脂肪酸的攝入也應該增加。另外，應該攝取更多長鏈、高度不飽和的Omega-3脂肪酸，這種脂肪酸只存在於動物脂肪裡。

Omega-6和Omega-3脂肪酸的比例，應該從今天的12：1降為2：1到4：1。這並不容易，因為穀物種植提供了大量的穀物油脂，以至當今世界市場上，充斥著廉價的植物油。如果要找出造成第三世界國家居民熱量過剩的食物，首當其衝的就是這些植物油。幾十年來，有人靠它賺了大錢。為了讓它賣得更好，他們用聰明的市場策略把它說成「特別健康」：多元不飽和脂肪酸，降低膽固醇，「有益心臟」。實際上，這些植物油中高比例的Omega-6脂肪酸，會導致飲食中Omega-6和Omega-3脂肪酸的比例嚴重失衡，因此引起敏感的前列激素代謝失調，這對我們的血管，一點好處也沒有（見第十六章）。

隨著穀物進入人類的飲食中，許多有營養價值的食物品種，被排擠出了人類的食譜。因為我們可以靠廉價的穀物，簡單地填飽肚子，於是就相對地減少了蔬菜水果、堅果和蘑菇及魚肉的攝入量。而這些食物所含的某些特殊營養物質的攝入量，也因而減少，低於我們的基因所習慣的含量。當然穀物也含有很多的營養物質，特別是全穀食品中的含量還相當高，但這些物質中的一部分，人類的基因還不能，或不能完全適應。

「穀物和其他富含澱粉的食物，是人類傳統的基本食物。」我們一再從各方面聽到這樣的論點，實在荒謬可笑。今天我們已經知道，隨著農業生產的發展，人類原先豐富多樣的「自然食物」，漸漸被以穀物為重點的單調「文明食物」所取代，而災難也隨之降臨，饑荒、營養缺乏造成的疾病，及由此導致的壽命縮短，開始侵襲當時的人類社會。

如果我們沿著歷史上農業生產發展的脈絡作一番研究，就會發現一個驚人的現象。從中東為起點，經過地中海地區，向中歐、北歐和東歐延伸，糖尿病和心肌梗塞的發病率也一路升高。地中海沿岸的居民最早開始種植穀物，自身逐漸適應的時間也最長，他們今天文明病的發生率相對較低。相反地，在那些較晚引入農業生產，而且由於氣候條件的限制，穀物一開始並不占主導地位的地區，糖尿病和心肌梗塞的發病率最高。穀物和富含澱粉的食物所到之處，原本

符合人類基因特點的食物，被排擠出人們的飲食中，胰島素阻抗性和糖尿病迅速蔓延。

這些相互吻合的關聯，當然不能當作尋根的證據，但這至少應該讓我們的權威專家們有所覺悟，促使他們以批判的眼光，從新思考他們僵化的立場。

當然，隨著時間的推移，我們肯定會或多或少逐漸適應環境條件的改變。對有些基因而言，可能需要幾千年，另一些也許需要幾百萬年。據統計，每二百個人中，就有一個（全世界的總數就相當可觀）罹患幼兒乳糜瀉——一種由於先天不能承受小麥穀蛋白導致的疾病。這是我們最熟悉，也是研究最多的人類基因不適應小麥的例子，從人類的進化角度來看，小麥是一種相當「新」的食物。由於身體無法承受穀蛋白，造成腸黏膜受損，引起腸胃系統的不適，影響鐵、鈣、葉酸和可溶性維他命的吸收。現在人們知道，這一先天不足，還和許多其他的疾病有密切關係，如第一型糖尿病、風濕性關節炎、甲狀腺疾病、哮喘、牛皮癬、皮炎等。而全世界罹患這一疾病的人數正在上升。

由於不能承受乳糖引起的乳糖酶缺乏，也是基因不能適應新食物的一種表現。許多人在成長的過程中，逐漸失去了消化乳糖的能力。這會造成在食用牛奶後，出現腹部痙攣、脹氣和腹瀉。將動物的奶作為成年人的食物，在歐洲和非洲，大約在四千年前才被發現和推廣。當然對人來說，奶並不是完全陌生的食物，母乳中也含有乳糖。因此可以想像，如果從小一直食用牛奶和奶製品，許多人消化乳糖的能力是可以保持的。對一些歷來大量食用奶和奶製品的民族，例如北歐人，這種飲食特性在進化過程中加強了他們的生存優勢，他們身上這一有利基因特別顯著。所謂「多態性」——一種基因變種的形成和擴展，能有助於終生保持消化乳糖的能力。

我們今天的飲食營養和真正「符合人類物種特點」的飲食，還相差很遠。我們是唯一從食物中攝取的鈉多於鉀的哺乳動物。這兩種礦物質，在身體中的比例必須平衡，才能在細胞中正常發揮作用。在最近的幾個世紀裡，我們透過使用大量食鹽，攝入了過量的鈉，而由於水果蔬菜攝入的減少，限制了最重要的鉀元素來源。因此，今天在吃鹽多的情況下，為了使我們體內的水分平衡和血壓不至於失控，應該攝入更多的鉀。可是如果按照舊的建議，整天吃進一大堆帶鹽的麵包、糕餅等麵食，自然無法吃下足夠富含鉀的水果、漿果、豆莢類、蔬菜和蘑菇。這些植物也是提供鎂和鈣——兩種有助於調節血壓的礦物質——

的重要來源。

　　生活在現代的狩獵和採集者，血壓並不隨著年齡的增長而升高，高血壓對他們來說，完全是陌生的。而在今天的老年人中，高血壓則十分普遍。由這聯繫性引出的一個關鍵的問題：如果我們也像這些自然部落，或像我們石器時代的祖先那樣攝取食物，是否也會像他們那樣健康呢？

　　遺憾的是，這個問題無法直接透過實踐來驗證了。因為，我們真正的石器時代祖先，留下的只有遺骸化石，不能說明太多的問題。而仍然生活在狩獵和採集型態下的「石器部落」正漸漸消亡，他們愈來愈接受西方的生活方式。只有少數幾個生活在亞馬遜地區和印度沿海安達曼島上的部落，還真正生活在石器時代的條件下。甚至連有名的空族和哈茲達人，也不能算作真正的狩獵和採集者了。在人類身上至少延續了兩百萬年的生活和飲食方式，過不了幾年就會從地球上完全消失。因此，我們只能在二十世紀依靠對狩獵和採集部落進行調查研究，這些研究呈現出了大量十分有趣的認識：

　　首先，必須承認，在自然部落中，肯定也有動脈硬化和癌症這一類疾病，然而十分罕見。無論是現代的狩獵和採集者，還是石器時代的祖先，和今天發達國家的居民相比，壽命是很短的。但他們沒有抗生素和急救藥物，大多數死於感染、外傷和敗血症，或者喪命在野獸的利爪下，成了他人的食物。

　　但有個事實無法改變，現代的狩獵和採集者，在青壯年時期一概沒有慢性老化疾病的徵兆。相反地，這些病症在同年齡的西方人身上，卻十分突出。在我們這個社會十分普遍的代謝失調及其併發症，在狩獵採集部落中的老年人身上，也未被發現。他們儘管膽固醇和脂肪較高的動物性食物吃得很多，血壓和膽固醇含量（每百毫升一百到一百八十毫克）卻很低，胰島素敏感性強，胰島素濃度相對較低。對北極的愛斯基摩人、肯亞的基庫育人、所羅門群島人、那瓦尤印第安人、東非的馬賽人、澳州原住民、南非的卡拉哈里人、新幾內亞人、剛果陣格麥人和許多其他民族的調查顯示，在自然部落中，動脈粥樣硬化和心血管疾病都很少見。

　　伊頓教授早在一九八〇年代末，就指出了這一點，後來科戴恩教授和布蘭德-米勒教授及其他專家，也先後發表過同樣的觀點。但至今他們的論據都沒有被接受，反對的理由，是他們掌握的現代狩獵採集民族的醫學資料，按今天的標準來看，不夠可信，另外，除了運動和飲食以外，這些自然部落的生活方

式和今天的西方人，有太多不同之處。

如今這場討論，又加入了一個全新的重要內容。在大量記錄「石器時代運動方式」有益影響的臨床監控代謝研究之外，我們又詳細研究了石器時代食物攝取的各個方面。對於運動的意義，在全世界早已達成了共識。如今現代的代謝研究又明確顯示，石器時代飲食模式，對未知症候群的各個方面都有積極影響，能改善胰島素敏感性，降低血糖、胰島素、血脂肪和血壓。此外，像我們在先前的章節講到的那樣，這樣一種富含粗纖維和脂肪的飲食，能預防發胖。

難道我們應該從現在開始，重操舊藝，「敲骨吸髓」，再去吃動物的骨髓和腦子嗎？從剛剛屠宰的羊體內，取出血淋淋的肝臟生吃？把蟋蟀和壁虎當小吃？這完全無法想像！其實重要的，不是依樣畫葫蘆。但這些研究結果，應該促使我們思考。我們可以把石器時代的飲食方式，當成一種模式來參考，設法將其原則用當今可取的食物材料加以模仿。同時我們必須盡快透過臨床監控的長期研究，以發病率及死亡率這樣的最終事實，來驗證這一假設，即這種飲食是真正符合人類物種的特點，有益於健康的。

在此之前，我們每個人都可以透過調整飲食，測試一下自己對這樣一種石器時代飲食的反應如何，看看您的體重、血糖、胰島素、低密度脂蛋白和高密度脂蛋白膽固醇、三酸甘油酯及血壓的變化如何。有什麼不可以嗎？我無法向您保證，這樣您就會變得更健康，所有的失調都會回復正常。但我可以向您保證，這種可能性很大。我本人就有過最佳的切身體會。

至於如何在今天創造出可口的「石器時代美食」，我將在最後一章裡，告訴您一些訣竅……

第二十八章
像原始人一樣健康

抵禦未知症候群及相關的併發症，最重要的措施，是讓我們的肌肉從新活躍起來。如果不能透過日常的工作強制實行，就透過閒暇時的運動鍛鍊。任何一種形式的身體活動，都比不動要好。

我要不厭其煩地重複，在缺乏運動的情況下，肥胖是導致未知症候群最主要的危險因子。對每一個過重，或者想預防肥胖、促進健康的人，最好的建議，便是有意義地把努力的重點，放在真正有用的地方——身體運動。另一個更常用的方法——挨餓，並不能保證成功，因為這涉及到我們的潛意識。幾百萬年來，讓人類得以生存繁衍的饑餓和食慾是純粹的本能，而不是理智。如果試圖透過饑餓來減肥，將終其一生，日復一日地受兩個敵對面的煎熬，一方面是人類理性和意志的極限，另一方面是我們與生俱來的自然本性。

與其虐待自己，而且收效不大，不如採取增加身體運動的辦法。理由有二：一是這樣能提高能量消耗，二是透過能量消耗的提高，可以增強饑飽調節的信號。顯然只有在這前提下，我們才能在沈重的生活中，耐受住無數外界刺激的誘惑。因此，我們必須努力在日常生活工作和閒暇中多運動，每天儘量多消耗熱量。

舉個理想的例子，一個精壯的年輕小夥子，體重七十公斤，每天下班之後去長跑。他以每小時十二公里的速度，跑了大約六十分鐘。這樣他在靜態代謝為一千六百五十四千卡的基礎上，又額外消耗了一千三百八十千卡的熱量。他的能量消耗大約是每公斤體重19.5千卡。這個水準已經達到「石器時代」的身體負荷。因此這個年輕人可以不必顧慮，開懷大吃，而不會發胖！

不一定非長跑不可。只是應該注意一個原則，得到活動的大塊肌肉愈多，運動持續時間愈長，愈有節奏，效果就愈好。可以採用目前十分受喜愛的耐力運動，如直排輪和越野自行車運動。傳統的游泳、划船及普通的騎自行車，效果也一向不錯。即使經常跳舞，也能促進身體健康，保持體態。當然球類運動，

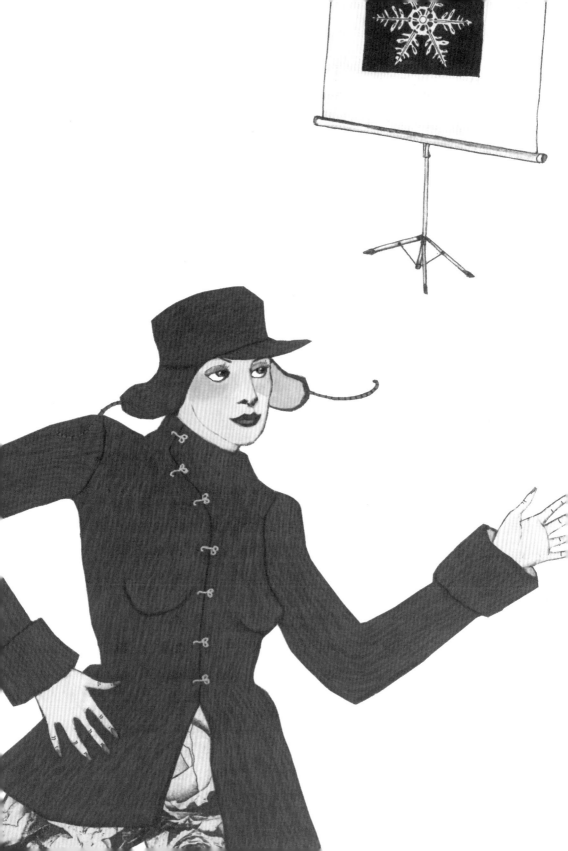

如網球、籃球、羽毛球等等，也很適合。只要您願意放棄一些現代化的電器，家務勞動，像搬運、刷洗和整理花園，也可以被看作有益的體力運動。在所有運動中，徒步健行（Walking），是最自然的方式，這正是符合我們物種特點的運動。另外，這在實際生活中最簡單易行，因而也最有效。

徒步鍛鍊和一般走路的區別，僅僅在於步伐頻率較高，速度更快，更多的手臂運動，因而使更多的肌肉得到活動。肘部彎曲成九十度，隨著腿部邁動的節奏在身體兩側擺動。

和田徑運動中的競走不同，徒步鍛鍊時，雙腳運動儘量和肩部同寬，而且幾乎走的是直線，膝關節不應該完全伸展開。運用這樣的技巧，初學者可以達到每小時五公里的速度，訓練有素者可以達到每小時九公里。這種運動形式簡單，不需要太多器材，對心臟和循環系統的訓練效果好，受傷害的危險性低。徒步鍛鍊時，垂直的地面反作用力，僅為體重的一到一點五倍，而長跑時則為三到四倍。因此長跑可能帶來的傷害危險要高得多，特別是對初學者和過重者，韌帶、肌肉和關節很容易負擔過重，造成傷害。

徒步鍛鍊最重要的裝備是鞋子。和長跑運動鞋相比，好的徒步運動鞋鞋底略帶弧度，鞋底夾層薄而彈性好，這種鞋型有助於讓腳掌伸展，自然而省力。

有一格言叫做「世上沒有不好的天氣，只有不好的衣服。」戶外運動時，您應該穿禦寒、防雨的服裝。這種衣服應該能阻擋外界的風雨，但同時能把身體的濕氣排出去，這對預防感冒非常重要。

讓身體負荷太重，自然不好，而太少，又起不了作用。重要的是掌握合適的量。我們可以透過測量脈搏來核對和控制。心臟跳動的頻率，能夠準確的反應出體力負荷的程度。

在靜處時，我們的心臟每分鐘跳動六十到八十次，將血液送進循環系統。身體負荷重，心臟每分鐘就輸送愈多的血液，向肌肉供應氧和營養物質，心臟跳得就愈快。在高度負荷下，中年人的脈搏最高可以達到每分鐘一百八十次跳動，青少年甚至會超過兩百次。人在這麼強的負荷之下，只能維持很短時間，因而訓練效果不大。

有人用理論方法算出了一個「最高心率」，作為正確掌握負荷量的計算依據。用二百二十減去年齡，就得到這個數值。一個五十歲的人，他的最高心率（MHF）就是兩百二十和五十之差——一百七十。使心跳達到每分鐘一百七十

次的負荷，一般是這個年齡的人所能承受的最高限度。個人的最高心率是對運動負荷量作出正確建議的基礎。

美國運動醫學院公佈過相呼應的建議。他們把負荷程度用下列脈搏區間來劃分：

負荷很輕：低於最高心率的35％

負荷較輕：最高心率的35％~54％

中等負荷：最高心率的55％~69％

負荷較重：最高心率的70％~89％

負荷很重：最高心率的90％~99％

最大負荷：最高心率的100％

為了達到預期的健康和減肥效果，必須使運動的強度和持續時間相調適。對大多數的人來說，中等強度的運動是最有效的。因為這樣不會過於緊張吃力，讓人有動力堅持下去。另外，中等強度的運動發生事故和受傷的危險性，比高強度的低。原則上，不管是長時間進行低負荷運動，還是短時間進行高負荷運動，改善健康的效果是一樣的，關鍵是這些活動所消耗的能量（卡路里）一樣多。當然必須達到一個負荷的最低限度。

運動醫學院建議我們選擇中等到較重負荷的運動，即讓脈搏達到最高心率的55％~89％。中等負荷的例子，一個五十歲的人，在四十五分鐘裡使脈搏保持在最高心率的60％，一百七十的60％，為每分鐘一百○二次。對燃燒脂肪及訓練心臟和循環系統的效果來說，最理想的負荷強度，是最高心率的70％。

透過中等負荷、持續時間相對較長的運動，可以達到和進行較短時間的高負荷運動，相同的效果。完全未經訓練的人，甚至在脈搏達到最高心率的40％到50％時，就能達到訓練效果。對已經訓練有素的人來說，這樣的負荷就太低了，無法達到進一步的訓練效果。如果身體狀況大有改善，原有的訓練已經無法使脈搏達到要求的頻率，可以透過增加身體的負重來提高負荷。

我們都知道，醫生在測量脈搏時，會按住病人的手腕。其實頜骨下頸部動脈的搏動更明顯。如果您想測量自己的脈搏，就停下運動，用一隻手的指尖壓在頸動脈上，數十五秒鐘，然後把結果乘以四。

買一個脈搏測量儀當然更好。這個儀器像手錶一樣戴在手腕上，和圍在胸部

的一條塑膠帶相連，它的好處是可以在運動過程中方便地檢測脈搏。

最好的方式是，每天在訓練中維持四十五到六十分鐘中等強度的負荷，最少也要有三十分鐘。如果您每天只肯在運動上，「犧牲」半小時的時間，就可以相對地提高負荷強度。

如果每週只訓練一次，就不能指望健康狀況有顯著的改進，控制體重的效果也不明顯。至少每兩天進行一次鍛鍊，才能產生明顯的作用。每週鍛鍊身體超過五次，並不會再進一步的提升健康狀況。不過，從消耗熱量的角度來看，每天進行足夠的運動，還是有好處的。在耐力訓練之外，還應該在每週的運動計劃中，安排幾次加強肌肉力量的練習。

對許多過重的人來說，要讓他們臃腫的身體運動起來，當然不是那麼容易的。很多人羞於讓人看到自己的體態和笨拙的姿勢。另外，對一個未經鍛鍊的胖子來說，要承受每一點小小的負荷，都很吃力。這並不奇怪，如果身上帶著二、三十公斤多餘的重量，動一動就會氣端不已，就像一個並不強壯的瘦子要提一個三十公斤重的箱子走路一樣。因此，過重者必須先讓自己漸漸習慣較輕的負荷，如徒步長途行走。如果這樣維持幾週，而且能不斷延長運動時間，增加強度，很快地就會感覺到身體狀況的改善。具體來說，呼吸困難的問題就不會那麼嚴重。而且事實證明，如果過重的人接受中等強度的負荷，他們就更有動力進行經常性的鍛鍊，也更能持之以恆。

事實愈來愈明顯，今天我們迫切需要「運動顧問」，最好是接受過教育學培訓的專門人材，他們要能夠喚起大家——不管是胖子，還是瘦子，年輕人，還是老人——體驗運動的樂趣。遺憾的是，在這領域中，能提供給大家的幫助太少了。事實證明，對許多人來說，能找到一群有共同語言的人，一起進行體育鍛鍊是十分有幫助的，至少在一開始的時候，因為這樣的調整是相當困難的。最理想的是，運動小組應由一個有專業知識，而又善解人意的教練作輔導。胖子應該盡可能找一個有過相關經歷，並且能理解他們特殊問題的輔導師。有些健身中心，會為過重者提供特殊的課程和訓練。來自周圍環境的支援和包容愈多，目標愈實際，從運動中得到的樂趣愈多，堅持鍛鍊的動力就愈大。

親愛的讀者們，要想、要做的還很多，讓我們就從現在開始吧！

第二十九章

根據基因模式享受生活

石器時代的飲食，一種符合我們物種特點的飲食模式，已經放在我們面前。現在我們只需克服困難，在我們高科技的社會裡將其付諸實施。太難了？不，一點也不難，只是可能會貴了一點。這並不是多麼可怕的事，我們之中的大多數，反正一向吃得太多。不是嗎？當您早上沒穿衣服，走進浴室的時候，在鏡子裡看到的又是什麼？

如今在我們這裡，環保稅是個頗受關注的新鮮話題。政府希望透過這一措施，降低能源的消耗。一旦荷包「出血」，大家就會仔細考慮一下，這樣或那樣的消費，是不是真有必要。也許我們應該對吃進去的能量，也試一下這個辦法，徵收一項「速食稅」！這對社會不公平嗎？值得注意的是，在西方國家，發生肥胖最多的正是經濟條件最差的人。我們到處都能得到足夠的廉價「能量」供應：白麵粉、糖和植物脂肪———一個省錢，而熱量巨大的組合，其後果也威力無窮。

我的批評者肯定會大叫，「石器時代的飲食」對大多數人來說，消費不起。可是請您想一想，如果大家真的把他們有限的金錢，用在購買質量，而不是數量上，結果會怎樣呢？到處都是苗條而健康的公民！難以想像，如果沒有這麼多肥胖和生病的顧客，製造業和醫療健康行業的哪些行業會垮掉。他們正是靠這些人，才會一直生意興隆。另外，本書旨在增強大家在健康營養方面，開拓新的思路，價格和消費能力在此是次要的。在尖端的科學研究中，像基因治療，我們關心的也不是花多少錢，而是技術應用的可行性和功效。

我的這本書，肯定又會得罪營養學領域的諸多同行。因此，我想再次強調，有幾點不屬於本書的觀點。因為帶偏見的人，聽到或讀到的，常常是他們認為自己應該聽到或讀到的……

本書並沒有說，碳水化合物本身是不健康的。麵包、糕點、馬鈴薯、大米、披薩和麵條本身，並不會使人生病。關鍵是在如今缺乏運動的生活方式下，食

用如此大量的碳水化合物，特別是精緻過的碳水化合物，對人體的生理不利。運動愈少，人愈胖，胰島素阻抗性愈強，這一不利作用就愈大。有「未知症候群之父」之稱的傑羅德・李文教授，很明確指出：「在未知症候群的治療中，不應該採用低脂肪、高碳水化合物的飲食模式」。這個建議確實應該好好遵循。

本書也不認為，取自葵花籽、玉米和大豆的植物油會讓人得病，而是指出，大量食用植物油會導致飲食中Omega-6和Omega-3脂肪酸的比例失去平衡，造成健康隱患。

本書也未表示，如今市場上大量供應的肉類製品是有益健康的，可以毫無節制地吃。關鍵在於，我們應該讓更多以符合物種方式飼養的動物產品，重新回到市場上來，應該在消費一般肉類商品時，注意幾個特定方面。

這也就是本書最後一章的內容，我們怎樣才能將石器時代的飲食理論，應用在今天的實際生活中？

讓我們先來看看碳水化合物。首先，吃的量應該減少一些，另外，吃的種類要有所改變。穀物應該加以限制，而且盡量以全穀製品為主。那些用澱粉、糖和廉價油脂做的甜食，就更不用說了。

最理想的方式，是從水果、蔬菜和豆莢類攝取大部分的碳水化合物。這些蔬果裡含澱粉和葡萄糖較少，而可溶的粗纖維較多。粗纖維的作用有點像漿糊，讓食物漿在腸胃裡更加黏稠，從而製造一種飽的感覺，並延遲葡萄糖進入血液的過程。這可避免餐後血糖出現高峰，對胰島素的需求量，也相對減少。而降低血糖和胰島素分泌，意味著減少肥胖、心臟及循環系統疾病和癌症的發生危險。

此外，所有種類的水果，都能提供維他命C、胡蘿蔔素和其他的類胡蘿蔔素，以及不同的B種維他命。水果所含的礦物質中，鉀、鎂和磷特別豐富。不同蔬菜所含營養物質的重點不同。總體來說，蔬菜是維他命C、不同的B種維他命和礦物質的豐富來源。因此，最好的辦法是盡可能把所有見得到的蔬菜，都搬到餐桌上來，變化著吃。

開始是「一天四次」，然後是「一天五次」——這是美國人的口號，用來提醒我們每天至少吃五次水果或蔬菜，當作配菜和點心都可以。對飲食調整來說，這確實是個很實際的目標，雖然可能貴了一點。我在一九八五年以來發表

的許多文章裡，經常提出這個建議，也多次試圖動員德國的水果蔬菜行業的「領袖」，向這個市場方向邁進，但卻徒勞無功。好在「一天五次」，突然間也成了德國營養學界的口號。也許對於生活在阿爾卑斯山以北的歐洲人來說，這是最重要的飲食營養建議。這種建議，在我們這裡常常很快地碰上釘子，最大的障礙是大家漠不關心和錢包的承受能力。

也許，我們可以把徵收速食稅得來的錢，用於補貼水果蔬菜。另一方面，我們應該注意使用不破壞營養物質的保鮮貯藏方法，注意半成品食品的質量。今天，生活在高科技時代的人類，已經沒有時間和興趣把心思花在蔬菜水果的製作烹調上了。所以，我們應該運用一切能增加蔬菜水果攝入的方法。

因此，首先值得推薦的是所有的新鮮水果，蘋果、梨、草莓、葡萄等等，依上市季節而定。還有用新鮮水果做的水果沙拉、不加糖的醃漬水果和新鮮現榨的果汁。而用糖水泡的水果、加糖加水的果汁和所謂的清涼飲料，都含有很高的糖分比例，應該儘量不要食用。

蔬菜中值得推薦的，自然首推所有綠葉生菜和新鮮蔬菜，如青椒、捲心菜、胡蘿蔔、番茄、菠菜等等。這些菜偶爾當成沙拉生吃是很好的，或者用比較溫和的方法烹製，最好是用類似蒸的方法。兩種方法各有利弊，可以調劑互補。速凍蔬菜也值得推薦，另外，還有其他用較能保持原味的溫和方法製作的醃蔬菜和蔬菜汁。

再說說蛋白質。與其吃那麼多的碳水化合物，不如多攝入一點蛋白質。從基因角度來看，人類所適應的蛋白質攝入量，比當今的普遍水準要高得多。從進化的角度看，最重要的蛋白質來源是肉、禽、魚、蛋、堅果和豆莢類。

多吃豆類——菜豆、扁豆、豌豆，這些東西肯定花不了多少錢。如果您在法國南部曾經品嚐過那裡的扁豆沙拉，一定不會忘記那可口的味道，而對這類菜肴興趣大增。如果您慢慢習慣了豆類，腸胃就不會再產生那麼多的氣體。

堅果也是吃得起的。許多人家的花園裡，甚至就種著核桃或榛子樹。可是除了耶誕節的時候，我們這裡有誰還吃堅果呢？不過還是有其他地方的居民，仍然把堅果當成日常的食物。吃堅果的訣竅，在於當飯來吃，而不是吃飽飯後，坐在電視機前機械性地大把大把往下吞。在肚子餓的時候拿來充饑，就像把水果當成點心一樣。您可以開懷大吃，一直到吃夠、吃飽為止。不必害怕熱量太多，因為這樣吃飽了，可以少吃一頓飯。我可以向您保證，堅果很容易讓人吃

飽。另外，堅果還可以作為蔬菜或沙拉的配料，例如野萵苣葉配核桃仁，或菠菜配松子，味道好極了！

最後說說肉。人類要是沒有肉吃，會怎樣呢？由於使用穀物和大豆作飼料餵養，今天市場上的牛肉、豬肉和家禽的質量已經不理想了。肉類的脂肪裡的Omega-6脂肪酸太多，而Omega-3脂肪酸太少。怎麼辦呢？可行的解決辦法是只吃瘦肉，或者儘量把肉眼看得見的脂肪部分去掉。重要的Omega-3脂肪酸，則必須透過其他途徑另外補充。透過用來煎燉肉的油脂，也可以間接改善肉的品質。當然用來炒菜和拌沙拉的油的質量也有關係，這一點我們等一下再講。

我們還應該吃更多的魚。一方面，是因為魚含有豐富的蛋白質，還供應充分的碘和氟，更重要的是，因為魚含有高度不飽和的Omega-3脂肪酸，是目前還能提供這一重要營養物質的僅存自然來源。為了達到這一脂肪酸的最新建議攝入量，我們應該把目前對魚的平均消費量提高四倍。也就是說，每週吃四次魚！可是現在海裡的魚已經被捕撈得愈來愈少了，這怎麼能行得通呢？因此，養魚業的地位應該受到更多重視。不過，千萬記住以「符合物種特點」的飼養方式為基礎，不要又像這行的普遍作法那樣，用穀物來餵魚。

我自己已經習慣於用菜籽油烹調肉類，為的是提高Omega-3脂肪酸的攝入。如果煮魚，我就用橄欖油，因為魚肉裡已經含有Omega-3脂肪酸了。

另外，我們還應該在飲食中增加含亞麻油酸的植物性食品，因為這種亞麻油酸也含有Omega-3脂肪酸。這類食品包括核桃、胚芽和綠色蔬菜，如菠菜、甜菜及蔬菜中的「Omega明星」——馬齒莧。為了使Omega-3脂肪酸的攝入，增加到足夠的份量，這個要求比今天普遍的水準要高得多。我們還必須開發其他途徑。例如養殖富含Omega-3脂肪酸的特殊藻類，將其磨成粉，加進動物飼料或提煉出油，以很小的劑量加入人類的食品中。只有這樣才能讓Omega-3脂肪酸重新進入人類的食物鏈。

特別強調含有Omega脂肪酸的雞蛋和牛奶及類似的產品，市場上已經出現了。而Omega雞蛋的生產者，偏偏在推銷中宣傳該產品有降低膽固醇的功效。雞蛋會降低膽固醇嗎？誰會相信呢？我們知道，高度不飽和的Omegs-3脂肪酸，甚至還會使低密度脂蛋白膽固醇升高呢！反而是要向消費者介紹富含Omega-3脂肪酸的飲食，對健康具有其他更重要的積極意義。新的科學研究

明確顯示，食用富含Omega-3脂肪酸的產品，能夠明顯的改善數種代謝指數，如三酸甘油酯、高密度脂蛋白膽固醇及發炎和凝血因素等。

當然普通的奶製品也值得推薦。從進化的角度來看，儘管牛奶對我們的基因是個新東西，但如果食用發酵牛奶或酸奶製品，就可以避免因無法承受乳糖所引起的反應。奶製品不僅能提供高質量的蛋白質，還是鈣的最佳來源。另外，發酵奶製品對代謝和免疫系統還具有一系列的有益功效。酸奶、優酪乳，及許多硬乳酪品種，都是有益健康的食品。

我們應該徹底改變對脂肪的觀念。原則上，動物脂肪也並非不利，而是有益健康的，因為我們從中攝取可溶於脂肪的維他命A、D、E、K和身體所需的不飽和脂肪酸。另外，對未知症候群的患者來說，稍微較高的脂肪攝入是值得推薦的，只要是以單元不飽和脂肪酸為主。在我們這個時代，沒有這麼多的動物骨髓可以吃了。此外，還應該隨時注意脂肪中不同的Omega脂肪酸的比例。

「真困難，還要那麼麻煩！」此刻您也許會這麼想。我並不這樣認為。告訴您一個竅門，學學地中海沿岸的居民。首先，不要怕油脂，您什麼時候見過希臘人、義大利人、西班牙或法國南部人，省過油呢？令人嫉妒的是，這些人普遍比我們德國人還要苗條，而且心肌梗塞的發病率，在西方國家中也是最低的！可是他們的菜肴總是浸在油裡－不過那是「正確」的油。

也就是說，您的飲食也一樣可以包含較多的脂肪，不妨占到40％到45％，只要是正確的脂肪，即成分是以單元不飽和脂肪酸為主的脂肪。當然，這還要看飲食的其他組成部分。地中海沿岸居民習慣吃大量的蔬菜，例如希臘人的蔬菜消費量，比北歐人多三倍。他們喜愛的橄欖油，主要是跟蔬菜沙拉一起食用的。這是極為關鍵的一點：多種單元不飽和脂肪酸的組合，同時和大量的纖維物質互相搭配。這一飲食的組合對各種血脂肪指數的影響最為有利，而且也最有助於保持苗條的身材。常來點用油浸漬的蔬菜、橄欖和鱷梨，如何呢？

在我們德國人的廚房裡，也許中性的菜籽油更為適合，因為橄欖油的特殊味道，並不是大多數德國人都喜歡的。另外，菜籽油還有一個有益健康的關鍵之處，它既像橄欖油那樣，是以單元不飽和脂肪酸為主，同時又含有較多的Omega-3脂肪酸，較少的Omega-6脂肪酸，這樣的油是絕無僅有的！從今天的眼光來看，菜籽油不愧是最理想的食用油。菜籽油有中性口味的，也有冷榨的，略帶核桃香味，適合某些菜餚的特殊風味。

　　為了達到平衡而有益健康的脂肪酸比例，必須同時將Omga-6脂肪酸，即次亞麻油酸的消費量，從目前的十四克減少一半。在實際生活中，這意味著減少穀物的食用，尤其是嚴格限制使用穀物油品，如小麥油和玉米油，還包括葵花籽油、大豆油和刺薊油，及以它們為原料製造的植物奶油。

　　我們當然不可能總是靠吃骨髓獲得動物的脂肪。因此我們注意到，禽類和豬的油脂，基本上也是由單元不飽和脂肪酸構成的。例如，鵝油的70%和豬油的60%都是不飽和脂肪酸，這一點也不容忽視。當您下一次吃耶誕節烤鵝或鵝肝時，請想想我的話！西方國家中哪裡的人心肌梗塞發病率最低？是生活在法國土魯斯和佩里格地區之間的居民，那裡的鵝肝消費量是世界上最多的。

　　如果總結一下我的建議，就是多吃水果和蔬菜，同時多放一點好油；多吃魚、瘦肉和禽類；另外，多吃堅果、蘑菇、乳酪……這也許會使您回憶起一年中最美好的時光——在地中海沿岸渡假的日子，法國的普羅旺斯、西班牙的卡斯提里亞，還有那些宜人的島嶼，西班牙的馬約卡和馬諾卡島、希臘的寇夫島和克里特島、義大利的卡拉布里亞島……石器時代飲食的現代版——較少的碳水化合物，這不是跟地中海沿岸居民的飲食不謀而合嗎？

　　義大利麵條和披薩當成主菜，這是德國人對義大利菜的誤解。我必須承認，一盤冒著熱氣的通心粉的確很好吃。但事實上，在義大利，大家並不吃那麼多的麵條，只是偶爾當成前菜而已。幸好在穀物製品中，義大利麵的升糖指數是最低的。您有沒有真正觀察過有錢的義大利人的盤中餐？他們的前菜，跟我們的不同，有醃製的蔬菜和蘑菇、橄欖、火腿、臘腸、醃沙丁魚、無花果加燻火腿、香瓜加火腿，或者是新鮮的海鮮沙拉。毫無疑問，您得多破費一點。

　　怎樣才能以地中海沿岸的飲食為模式，把「石器時代飲食」做得既確實可行，又美味可口呢？讓我們從西班牙開始，前菜是清涼的蕃茄湯（gazpacho），或加洋蔥、胡椒和青椒的煎蛋，或者一小碗和大蒜一起油煎的蝦仁。或者來到義大利，嚐嚐橙子茴香沙拉？加上帕瑪乳酪的朝鮮薊沙拉，或是用菜豆、金槍魚和小蔥做的沙拉？還有生牛里肌片配生菜、橄欖油和帕瑪乳酪？最後這一道菜，大多數到過義大利的遊客都知道。或者來個希臘農家沙拉，也很有「石器時代」的味道，不是嗎？不過，我們為什麼非要吃沒有咬勁的希臘白麵包呢？我們還有錢，可在沙拉之後再要一道主菜來填飽肚子！例如來一份茄子填兔肉。

把地中海式的菜肴變一變，改用我們本地常見的食物，照樣可以做出健康的美食。例如，用羽衣甘藍配燻豬肉或瘦豬排肉，加上用紅葡萄酒浸泡的酸菜，也相當有「石器時代」的味道，而且美味可口。沙拉不要用糖和醋來調味，而是要用新榨的優質菜籽油來攪拌。

我們還可以用地中海式的美食，把讀者的興趣從現代時尚轉移開來。紅巴魚配茴香，或者劍魚排配皮薩草，加上蕃茄洋蔥沙拉，誰又能抗拒呢？以石器時代的眼光來看，還有什麼比香濃的烤羊肉和蔬菜雜燴，再加上一杯紅葡萄酒更美味的呢？

在健康的現代石器時代飲食中，葡萄酒自然不可缺少。雖然，我們遠古時代的祖先對這種佳釀還一無所知，但是他們肯定知道發酵後的水果所起的作用，正像在猴子和其他動物身上發生的那樣。牠們有時會發現這種「香醇」的果實，飽餐一頓後，一個個酩酊大醉，神志恍惚，卻心滿意足地掛在樹枝間……

根據最新的認識，葡萄酒，特別是進餐時飲用的紅葡萄酒，能在飯後緩解血液中的氧化壓力，因為葡萄酒裡面含有許多的抗氧化劑。另外，少量的酒精還能增強胰島素的敏感性。法國人說，一日不飲葡萄酒，就像一日不見陽光。不過著名的德語博物學家帕拉塞蘇斯（Paracelsus）則說「量可定性……」

再說說早餐，有些什麼石器時代式的早餐吃法呢？您可以像南歐人那樣，只簡單地喝一杯什麼也不加的咖啡，或者再加一塊全穀粉做成的糕餅。我們之中的多數人，肯定還是不願放棄心愛的麥片，不過要注意，得是真正的全穀。另外值得推薦的，還有水果。到中午之前，您如果肚子餓的話，可以只吃水果，到中午時，就可以吃豐盛的東西了。

那麼我們所喜愛的飯後甜食呢？如果您早餐以義大利人為榜樣，什麼都沒吃，這會就該吃水果了。在義大利人的家中，一頓飯後，常常就是簡單的水果，或加一點點酒的水果沙拉。享受得起的人，往往把水果和乳酪一起吃，新鮮乳酪、軟的、硬的都可以。這是個可口的組合，可惜在我們德國很少見。我們這裡到處都是義大利式的巧克力蛋糕，而在義大利，大家最多只在節日裡吃。

您不妨找幾本介紹地中海式烹飪的書看一看，這是創造健康美味飲食的寶庫。如果食譜中建議用麵包來配一道菜，您就用少量自然酸菌發酵的全麥麵包代替，或者乾脆把麵包省去。沒有人規定，必須把麵包、馬鈴薯或大米和這道

菜一起吃下去。這些東西正是碳水化合物的載體，如果買不起魚、肉和蔬菜，就必須靠別的便宜東西填飽肚子。健康一向是一件「貴重商品」，不僅是在醫療方面。

這樣的石器時代飲食，在經過幾個星期的試驗後，您就會發現，一旦脫離這種軌道，回到原先的模式，用大量的澱粉填飽肚子，您就會覺得有多麼的不舒服。如果吃的是地中海式午餐，下午就不會覺得昏昏欲睡。也許您還會減掉一兩公斤的體重，儘管您一直吃得很飽。如果您在開始這種飲食之前，測了血糖、胰島素和血脂肪，幾週後就可以作一下比較，也許會有意外的驚喜。

如果這樣的飲食調整，在某人身上沒有起作用，血脂肪和其他致病危險依然居高不下，還是有另一條確實有效，充滿希望的出路——現代醫藥。

即使現代藥物的功效再好，符合我們物種特點的飲食營養問題，依然擺在每個人的面前。

在特別限制精緻的碳水化合物的基礎上，採用地中海式的飲食方式，無疑是石器時代飲食的現代詮釋，是預防未知症候群的理想營養方式。如果已經患病，這也是藥物治療的最佳輔助劑。這一種飲食模式，有兩個無可比擬的優勢，和既不起作用，又不好吃的傳統低脂降膽固醇的飲食不同，地中海版的石器時代飲食確實有作用，而且美味可口！

好了，您可以前往最近的書店，買上幾本介紹地中海菜的好書。如果您正好在計劃下一次渡假，不妨考慮一下參加一個烹飪學習班，例如在義大利托斯卡尼，或希臘的桑托林島，法國南部的卡馬格地區，或加納利群島的費塔文圖拉。不僅可以一飽口福，而且日後您的心臟和血管也會受益匪淺。

藥物治療的希望

對於罹患糖分及脂肪代謝失調的人，亦即罹患未知症候群和非胰島素依賴型的第二型糖尿病的人，經過驗證確實有效的藥物治療，分為兩類：一類藥物稱為口服降血糖藥，其不同的藥效發揮不同的作用機制。其中一組叫磺胺類的藥，能夠刺激體內的胰島素分泌。這類藥物主要適用於不肥胖，或只是輕微過重的患者。對於肥胖者，增加胰島素分泌會促使體重進一步的上升。

然而，大多數未知症候群及第二型糖尿病的患者明顯的肥胖。對他們，宜採用一種不會影響胰島腺製造胰島素的機制：促進細胞對胰島素的敏感性。這類藥物有雙胍（類麥福明，Metormin）和胰島素敏感劑（Rosiglitazone）。它們能降低血糖和胰島素含量。麥福明是至今被證明療效最為確切的藥物，不僅能降低各項代謝指數，而且能降低糖尿病、心肌梗塞和腦血管梗塞，及第二型糖尿病的總死亡率。

另外，有的抗糖尿病藥物能抑制碳水化合物在腸內分解，如葡萄糖酉每抑制劑（Acarbose）。它能延遲及緩和餐後血糖的上升，進而降低胰島素的濃度，可以單獨使用，也經常和麥福明一同使用，這一種組合能收到很好的效果。

第二類藥物，針對的是脂肪代謝失調。所謂的史達汀納（Statine），亦稱為膽固醇合酉每成為抑制劑，是至今唯一被證明有預防效果的降血脂肪藥，有很好的降低低密度脂蛋白膽固醇的功效。同時它能降低三酸甘油酯，並使高密度脂蛋白膽固醇升高。另外，它還能影響凝血系統的不同因子，促進一氧化氮的產生，從而改善內皮功能，緩解發炎傾向。除了可以改善脂肪參數，膽固醇合成酉每抑制劑還能迅速明顯地降低心臟及循環系統致病的危險。而這功效對未知症候群的患者而言，具有重要意義。事實也證明，膽固醇合成酉每抑制劑的療法，對糖分代謝失調和第二型糖尿病有很好的預防作用。

李文教授的自測方法

「未知症候群之父」，史丹福大學的傑羅德・李文教授提出下列簡易的方法，可以較為準確的判斷自己是否已經罹患上未知症候群：

・到醫生那裡量一下您的血壓、三酸甘油酯及高密度脂蛋白膽固醇濃度（空腹值）。

・同時也作一下葡萄糖耐量測試，並記錄下您空腹及餐後兩小時的血糖濃度。

・根據您的身高測定一下相對的「正常體重」，例如，透過身體質量指數的方法：身體質量指數=體重（公斤）/（身高（公尺）的平方。身體質量指數超過二十四就屬於「過重」。

如果您已經取得上述所有的資料，就可以用下列計算方法較為準確地測算出自己罹患未知症候群及發生心肌梗塞的危險性：

指數	積分
空腹血糖濃度高於110，餐後兩小時高於140	3
三酸甘油酯濃度（空腹）高於200	3
高密度脂蛋白膽固醇濃度（空腹）低於35	3
血壓高於145/90	3
體重超出過重標準的15%	1
您的家人中罹患高血壓、糖尿病及心肌梗塞的較多	1
您在工作和閒暇時間少運動	1/2
總積分	……

積分	因未知症候群引發心肌梗塞的危險
0-4分	較低
5-8分	中等
9-12分	較高
13分以上	很高

原則是積分愈高，患病危險愈高。當然，即使積分較低，也不能完全排除致病因素。如果您的積分在中等或較高範圍內，您應該找醫生諮詢，最好是糖尿病專科醫生，或專門

在未知症候群（代謝症候群）和糖尿病方面進修過的醫生。

如果您的積分在中等至較高的範圍內，您應該清楚地意識到，透過「石器時代飲食」，即調整您的生活方式，多運動，注意符合基因特點的飲食這樣，您的患病危險就會大大的降低！對於積分較低的人來說，想要積極的預防，也應注意同樣的原則。

部分食品的升糖指數

較低指數：低於55；中等指數：55~70；較高指數：高於70

下列不同食品的升糖指數，是和純葡萄糖（指數為100）參照的相對值。資料均為大約平均值。以下所列，均為含碳水化合物比例較高的食品。而肉、魚、堅果、綠葉蔬菜、番茄、青椒、甘藍等，不僅碳水化合物含量較低，而且升糖指數也特別低，故不在此列出。

糖
果糖	23
蜂蜜	59
麥芽糖	105
乳糖	46
砂糖	65
葡萄糖	100

早餐穀片
全穀類麥片	51
玉米片	84
燕麥片	49
可可片	77
米片	82

麵食和米
義大利雞蛋寬麵（Fettucine）	32
速食麵	46
義大利餃（Ravioli）	39
義大利麵（Spaghetti）	41
通心粉（Spirali）	43
巴斯馬蒂米（Basmatireis）	58
糙米	55
圓粒白米	72
長粒白米	56
加工至半熟的白米	48

麵包和烘製食品
法式牛角麵包	67
全麥餅乾	74
奶油麵包	81
軟式雜糧麵包	57
全麥麵包	51
黑麥麵包	76
天然酸菌發酵的黑麥麵包	52
鬆餅	76
白吐司	70
全麥吐司	69
雜糧吐司	53

水果
鳳梨	66
蘋果	38
杏子	31
香蕉	55
梨	38
蜜棗乾	103
葡萄柚	25
櫻桃	22
奇異果	52
芒果	55
柳橙	44
木瓜	58
桃子	42
李子	39
葡萄乾	64
葡萄	46
西瓜	72

富含澱粉的蔬菜
胡蘿蔔	49
煮馬鈴薯	62
烤馬鈴薯	93
南瓜、炸薯條	75
玉米	55

甜菜根	64
番薯	54

豆莢類
白豆	48
豌豆	48
刀豆	33
蠶豆	27
扁豆	30
大豆	18

奶製品
冰淇淋	61
低脂優酪乳	33
全脂牛奶	27
低脂牛奶	32
巧克力奶	34

飲料
蘋果汁	40
芬達汽水	68
柳橙汁	46
運動飲料	78

點心和甜食
花生	14
果膠糖	80
馬鈴薯片	54
果仁巧克力	68
爆玉米花	55
千層酥/捲心餅	83
夾心巧克力	44
墨西哥風味玉米脆片	72
士力架花生巧克力	41

國家圖書館出版品預行編目資料

來一客古代巨象！/尼柯萊‧沃爾姆（Nicolai Worm）著；斯特芬妮‧
哈葉斯插圖；曹海葉 譯 -- 初版. -- 台北縣新店市 ： 高談文化, 2003
【民92】
　　　　　　面；公分
　　　　　譯自：Syndrom X oder ein Mammut auf den
　　　　　　　Teller!-mit Steinzeitdiat aus der Ernahrungsfalle
　　　　　ISBN 957-0443-59-6（平裝）
　　　　　1. 飲食　2.營養　3.健康法

411.3　　　　　　　　　　　　　　　　　　91022143

來一客古代巨象！

作者：尼柯萊‧沃爾姆

插圖：斯特芬妮‧哈葉斯

譯者：曹海葉

發行人：賴任辰　　總編輯：許麗雯

編輯：劉綺文 呂婉君

行銷部：楊伯江 曾任進

出版發行：高談文化事業有限公司

地址：台北市信義路六段29號4樓

電話：（02）2726-0677 傳真：（02）2759-4681

E-Mail：c9728@ms16.hinet.net

cultuspeak@cultuspeak.com.tw

http://www.cultuspeak.com.tw

定價：新台幣399元整

製版：菘展製版（02）2221-8519

印製：松霖印刷（02）2240-5000

郵撥帳號：19282592高談文化事業有限公司

行政院新聞局出版事業登記證局版臺省業字第890號

copyright(c)2000 by Hallwag Verlag, Bern

Chinese copyright(c)2003 by Cultuspeak Publishing Co., Ltd., Taipei

Through Jia-Xi Books Co., Ltd. 家西書社

All Rights Reserved.

2003年2月初版